壮医药的美丽传说

主　编◎曾翠琼　刘红娟　向美英

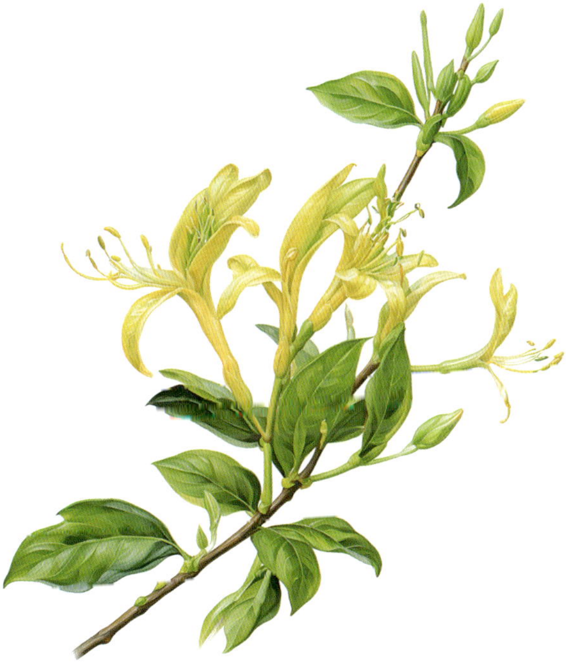

广西民族出版社
Gvangjsih Minzcuz Cuzbanjse

图书在版编目（CIP）数据

壮医药的美丽传说 / 曾翠琼，刘红娟，向美英主编 .—南宁：广西民族出版社，2024.6

ISBN 978-7-5363-7766-0

Ⅰ . ①壮…　Ⅱ . ①岳…　Ⅲ . ①壮医—少儿年读物　Ⅳ . ① R291.8-49

中国国家版本馆 CIP 数据核字（2024）第 027427 号

ZHUANGYIYAO DE MEILI CHUANSHUO

壮医药的美丽传说

主　　编：曾翠琼　刘红娟　向美英
出 版 人：石朝雄
责任编辑：白　煜
装帧设计：林武圣
封面插画：陆永帆
责任印制：张东杰
出版发行：广西民族出版社
地址：广西南宁市青秀区桂春路 3 号　　邮编：530028
电话：0771-5523216　　传真：0771-5523225
电子邮箱：bws@gxmzbook.com
印　　刷：广西壮族自治区地质印刷厂
规　　格：787 毫米 × 1092 毫米　1/16
印　　张：6.25
字　　数：90 千
版　　次：2024 年 6 月第 1 版
印　　次：2024 年 6 月第 1 次印刷
书　　号：ISBN 978-7-5363-7766-0
定　　价：39.00 元

《壮医药的美丽传说》
编委会名单

主　审：黄汉儒

主　编：曾翠琼　刘红娟　向美英

副主编：杨燕妮　吴　健　李运容　莫凌凌　宁小玲　王　琳

编　委：蒋桂江　韦明婵　马　艳　王成龙　张译敏　周圆圆
梅小平　苏俊之　王奕霏　刘盛欢　李　希　周　兰
刘思桦　韦东东　邹　异

插　图：李融灿

前　言

壮族是一个具有悠久历史和灿烂文化的民族。壮族先辈们在漫长的社会历史发展过程中，在劳动生产和生活中，按照自己的理解、自己的理想和愿望，把自然加以形象化，创造了许多神话和传说。这些神话传说通过生动、形象、朴实的语言，叙述人类的来源，探索大自然的奥秘，反映人民道德观念，表达良好的愿望，起到了教育自我、团结同胞、打击邪恶和休闲娱乐的作用。

壮医药是我国传统医药的重要组成部分，是壮族优秀民族文化遗产之一。几千年来，壮医药为壮族人民的健康繁衍作出了积极的贡献，至今仍是壮族地区广大人民群众防病治病、保健强身的重要资源之一。

壮族神话传说中有不少关于壮医药的内容。壮族先民为了生存和繁衍，不仅要跟恶劣的自然环境作斗争，还要防范各种疾病的侵袭。通过反复的实践，壮族先民逐渐认识到可以食用的果蔬植物和可以用于防病治病的药物。在长期与疾病做斗争的过程中，壮族先民创造了具有鲜明地域特色和民族特色的医学理论——壮医药理论。本书选入的神话传说，其共同点是流传较广，具有壮族特色并且与壮医药关系密切，同时又能表达壮族人民的美好愿望和理想。其中有源于古代壮族先民对大自然认识的《布洛陀》《特火请太阳》，有反映壮族人民智慧勇敢的《三七的传说》《马莲鞍》，有体现家人之间相亲相爱、血浓于水的《艾草糍粑》《壮家五色糯米饭》，有展现壮族人民不畏艰险、追求美好生活的《黄精的来历》《妈勒访天边》，有歌颂爱情的《夫妻树的传说》《覃秀和田七妹》，等等。

本书是壮医药知识普及读物。如何能轻松、有趣且有效地将壮医药的神话和传说呈现给读者，特别是青少年朋友，本书的出版就是一次尝试。本书的插图作者是一位14岁的初中生。她用手中的画笔，尝试着从青少年的角度来解读壮医药故事和传承壮医药文化，描绘出一幅幅清新自然的小画，让这些壮医药的神话和传说从凝固的文字描述中灵动起来。

希望通过我们的努力，为壮医药事业贡献自己的力量！感谢读者们的厚爱。因能力水平所限，不足之处，还请大家见谅并不吝赐教！

编者

2024年3月18日

目　录

起　源 …… 1

布洛陀 …… 3

特火请太阳 …… 8

神医三界 …… 12

爷奇斗瘟神 …… 16

智慧篇 …… 19

三七的传说 …… 21

马连鞍 …… 25

吴神保智败老鞭婆 …… 28

阿山和阿木 …… 31

解毒药 …… 35

亲情篇 …… 37

艾草糍粑 …… 39

奇凡和他的儿子 …… 42

壮家五色糯米饭 …… 45

特掘拜山 …… 50

勇敢篇……………………………………………… 53
黄精的来历……………………………………………55
“弥马节”的由来……………………………………59
妈勒访天边……………………………………………61
金银花…………………………………………………63
爱情篇……………………………………………… 67
打鱼结良缘……………………………………………69
夫妻树的传说…………………………………………73
覃秀和田七妹…………………………………………78
夜明珠…………………………………………………86

起　源

本篇收录了4个壮族民间神话传说。其中《布洛陀》与《特火请太阳》源于古代壮族先民对大自然的认识。因为古代壮族先民的生产力低下，对自然现象不能做出科学的解释，只能用联想推理的方法来认识大自然。但是，这样的神话传说又是超越现实、宣泄感情、表达愿望、寄托情思和理想的重要方式，它反映了古代壮族先民探索大自然的精神，以及不畏艰难、勇于改造世界的信心和决心，表达了人们对美好生活的热爱和追求，鼓舞着壮族先民不断与大自然做斗争。这两个神话传说反映的是壮族先民对自然现象的朴素理解，展现了他们征服自然、改造自然的愿望。

《神医三界》和《爷奇斗瘟神》描述的是关于壮医药起源的神话传说。从这两个神话传说故事中，可以了解到壮族先民跟瘟疫疾病做斗争的精神，是壮医药起源和壮族先民早期医疗活动的反映。

布 洛 陀

在远古时代，天地间分上、中、下三界，天上叫上界，地面叫中界，地下叫下界。三界都有人居住，上界由雷公管理，中界由布洛陀管理，下界由龙王管理。上界和中界隔着一层白云，中界和下界隔着一层地壳。三界都各自封闭得严严实实，没有道路相通，没有门户进出。三界的人不能往来，只有雷公、布洛陀和龙王可以超越三界。他们三位和睦相处，时常商议三界之事。因为天只有六尺六寸高，地只有六尺六寸厚，所以三界的人在讲话时互相能听得见。中界没有水，由上界供给；中界没有火，由下界供给。中界的人需要用水，只要叫一声，上界便把雨水洒下来；中界的人需要火，只要叫一声，下界就把火生起来。上界的云雾稀薄了，需要加厚，只要向中界叫一声，中界就烧火生烟充实云雾；下界听到中界的人敲打东西或争吵，地壳震动受不了，只要叫一声，中界的人立刻停止敲打，息声不闹。三界中的人互相关怀体贴，互相帮助。

那时鸟兽会讲话，树木也会讲话。中界的人只有三尺三寸高，不会建房屋住，不会做衣服穿，也不会耕田犁地种五谷。人们和鸟兽一同居山住林，栖息岩洞，喝山间的泉水，吃野生的果子。

管中界的布洛陀，是一位极聪明、极能干的圣人，过去和未来的事情，他全懂得。因此，人人都敬佩他，称他为通天晓，推他做头人。人们遇到什么困难，去求他相助，他都不畏艰险地帮忙；遇到不懂的事，去请教他，他也讲得清清楚楚，指点得明明白白；有纠纷去请求他排解，他耐心说理，判得合情合理。

有一次，鸟兽向布洛陀诉苦："布洛陀公公啊，请你让人们搬到别处去住吧！他们的孩子们不讲道理，时常打破我们的蛋，捏死我们的幼儿。这样下去，我们会绝种断后的。”布洛陀说：“好吧，你们先回去，我自有安排。”于是，布洛陀让人们搬到山坡、平原居住，鸟兽仍旧住在山林。

过了不久，人们向布洛陀诉苦：“布洛陀公公啊，我们住在山坡和平原，没有树木遮阴，没有岩洞藏身，晴天日头晒，阴天风雨淋，夏天炎热冬天寒冷，怎么生活下去呢？请你可怜可怜众生，帮大家想个好办法吧！”

布洛陀笑着对大家说：“想安居乐业，这好办，但是得先苦后乐。你们要是不怕苦，照着我的主意去做就可以了。”人们都拥护，于是他教导大家制造石斧石刀，砍树木做柱子，割茅草编成一块块，然后搭建房屋。这样人们不被日头晒，能避风雨，住得舒服自在。接着他又教导人们剥下树皮，编成一片片，做成衣衫来穿。

不久后人们觉得不满足，大家又到布洛陀那里去诉苦：“布洛陀公公啊，我们住的地方离树林太远，每天赶到山里去吃果子，可回到家肚子又饿了。冬天野果少，加上风寒雨冷，找果子充饥很困难，请你帮大家想个办法吧！”布洛陀见人们诚心求教，捋着银须笑道：“好呀，乡亲们有这个心意就好办啦！”于是他便教导大家烧荒，开垦耕地，播种五谷杂粮，移植果树。这样，人们学会了耕种，有吃有穿，无忧无虑地定居下来。

布洛陀因为整天忙着给人们和鸟兽排忧解难，公断事务，连搭房屋的时间都没有，就住在岩洞里。

后来牛、马、狗、猪、鸡、鸭等，受不了老虎和狮子的气，想逃离山林，求布洛陀给它们找地方居住。布洛陀见它们很可怜，就让它们和人们结老同①，并让人们收留、保护它们。布洛陀安排：牛帮人们耕地，狗帮人们守门，马给人们骑，猪帮造粪，鸡守更报晓，鸭下田除虫。起初它们都心甘情愿，不料过了几天，牛、马、狗、猪等又埋怨起来，一同跑到布洛陀那里诉苦，说人们亏待了它们。布洛陀好言好语相劝，对它们说：“劳苦才能生存，你们帮助人们做工，人们就保护你们，你们怕劳累不肯做工，回到山林里住，老虎和狮子就把你们吃掉。究竟是做工好呢，还是被吃掉好，你们自己选择。”牛、马、狗、猪没有话说，只好又回来帮人做工。但是牛觉得耕地太辛苦，仍然埋怨，不服气，又到布洛陀那里喋喋不休地诉苦。布洛陀平心静气地劝说，它还是瞪着红眼睛不服气。布洛陀为了驯服它，让人用芭蕉叶打它的嘴巴，连上腭牙齿都打落了。牛被打落了上牙，骂得更厉害。布洛陀见牛不知高低，又让人用艾叶灸它的下颌，于是牛就变成了哑巴。鸡忠实地给人守更报晓，每夜交更，公鸡就喔喔啼鸣，唤醒主人；鸭也不辞劳苦，每天一下地就到处寻找害虫。人们从布洛陀公公那里学会了盖屋建房、种五谷、驯养六畜的本领以后，就过着美好的生活。

鸟兽只会吃，不会做工。不久，把山林里的果子吃光了，就跑到平原来吃人们的五谷，还和人们争吵。于是布洛陀就规定：“从今以后，人有人语，鸟兽各有自己的话。人是中界万物之主，鸟兽统统由人管理。”于是鸟兽再不会说人话了，见人们走近，就远远躲开。

那时候，草木也会说话，还会飞会走。人们煮饭烧水的时候，只要在门口叫一声，柴草就飞到灶门前来。有一年的三月初三，一个女人蒸五色糯米饭过节，蒸笼装不正，柴草飞进来时撞翻了蒸笼，糯米撒了一地。女人很生气，就跑去找布洛陀诉苦。布洛陀便对草木说：“以后你们只许生根长枝叶，不能乱走动，头朝地，尾向天，没嘴巴没耳朵。人们要柴草时，他们自己去取，不用你们飞来。”从此，草木就不会说不会走了，只是在土里生根成长。

女人见柴草不会飞来，又犯愁了，对布洛陀说：“布洛陀公公啊，你这样判断，好是好，但草木在地里扎根，我们怎么去取回来烧火呢？”布洛陀说：“我教你们办法去取，别发愁！”他又教导人们熔铁炼钢，制造柴刀。

人们有了铁做成的柴刀，比石刀锋利，砍柴割草很方便，可高兴啦。

布洛陀看见一个巨人，名叫卜伯，他比别人高半截儿，身体强壮，又聪明过人，就有心收他做徒弟，日后让他接班管中界。于是对他说："卜伯啊，你身材高大，力气过人，英勇聪明，你就来做我的帮手吧！平时跟我学点有用的东西，闲空时就帮我劈柴火。"卜伯见布洛陀看重自己，满心欢喜地说："好吧，布洛陀公公，我很乐意跟你学本领。但我的妻子又做什么呢？""叫她来到你身边，我教她纺纱织布，再由她教其他妇女。"卜伯夫妻俩，就照布洛陀公公的话，很勤奋地学习本领。但是过了不久，卜伯又对布洛陀公公诉苦说："布洛陀公公啊，天太矮了，我劈柴时斧头每次碰着天，撞着云，上界的人经常骂我，怎么办呢？"卜伯的妻子也说："布洛陀公公啊，地太薄了，我每次打桩纺线，泥土震落到下界，下界的人就骂我，怎么办呢？"

于是布洛陀让雷公把上界升高。雷公问："要升几丈几尺几寸高？"

布洛陀说："三十三条楠竹那么高，三十三弄藤条吊不到。"

布洛陀又让龙王把地加厚。龙王问："要加几丈几尺几寸厚？"

布洛陀说："三十三座山那么厚，三十三弄藤条穿不透。"

因此，天升得很高很高，地加得很厚很厚。从那时候起，天高攀不上，地厚不见底，三界的人讲话，彼此听不到。上界和下界的人都认为是卜伯搞的鬼，在暗中怀恨他。中界人需要水和火时，叫上界和下界都不灵了。布洛陀就烧通天香，点红蜡烛，敲锣打鼓。上界听到了，就把雨降下来；下界听到了，就把火生起来。

过了很久很久，布洛陀年老了，就对卜伯说："徒弟啊，树老落叶，人老归土。趁我鼻头还有气息，让我把自己的全部本领传授给你吧！"可是他还没来得及把全部本领传给卜伯，就去世了。

注：①老同，壮语，结拜的朋友。

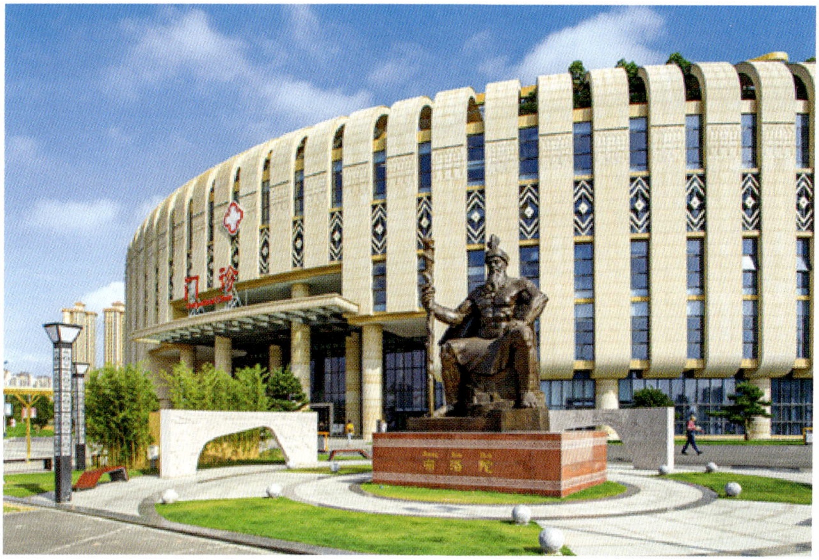

○布洛陀雕像

特火请太阳

相传，在红水河畔塔拉村，住着一个孤儿，名叫特火。特火练弓舞棍，练成了一身好武艺。每次他猎鸟，总是惊鸟飞起后，才举弓射箭，没有一箭射空；每次他上山打虎，总是让老虎跑动后才跃上虎背擒拿，没有一次空手而回。每次打到猎物，他都请乡亲们一起打平火[①]。村上哪家有难，他就主动去帮。

在离塔拉村不远的东边寨，有一位姑娘名叫达媚。她说话时像山中画眉鸟唱歌一样动听，她织的壮锦就像孔雀开屏一样好看。方圆百里的后生哥个个想追求她。

一天，达媚到红水河边洗衣服，不小心跌入河里，她喊呀喊呀，眼看就要沉到河底了。特火路过这里，鞋也不脱就跳进河里把达媚救上岸来，送她回家。后来，达媚的父母便把她许给了特火。

他们成亲的第七天，突然日头不出来了，月亮也没有了，天地漆黑漆黑的，千村万寨一片混乱。百姓哭着说："我们没犯天条，天为什么作孽？"特火摸黑去问布洛陀："请问公公，天为什么突然黑得这样久？太阳躲到哪里去了呢？这是为什么呀？"布洛陀说："你到昆仑山上去问天神老爷爷吧！找到了他，你就明白了。"

特火回到家，把要去昆仑山的事告诉达媚，达媚知道，壮乡离昆仑山十万八千里，真是红水河对岸握手——远着哪！但她知道特火是为全村找光亮，所以她答应了。

达媚蒸了一锅五色糯米饭，用芭蕉叶包了一大包，塞进特火的包袱里，问道："彼[②]呀，天这么黑，你怎么走呀？"特火回答说："侬[③]，你放心，我想到光明，心中就像挂着灯笼，亮着哩！”达媚听了丈夫的话，十分激动，转过身用菜刀往自己的胸膛一劈。只听见“咔嚓”一声响，达媚掏出了她那颗鲜红的心，捧到特火面前说：“去吧！带着我的心当火把，总有一天会找到光明的……”话未说完，达媚就倒在地上，闭上了双眼。特火的眼泪，犹如雨后千摇竹林，纷纷掉下来。

当天，特火带着妻子的心，带着乡亲们的希望，踏上了寻找太阳的路。当特火刚走出家门时，东山老猎人送给他一张弓和一束金头箭；西山一位后生送给他一把护身刀；南山老奶奶送给他一匹千里马；北山一位姑娘送给他一条金鞭。特火像小孩得到红蛋一样高兴。他拜别乡亲，攀鞍上马，扬起金鞭，向昆仑山奔驰。

特火路过十万大山，一只饿虎张牙舞爪向他扑来。特火举弓，一箭射进老虎的喉咙。刚走几步，一条大蟒蛇昂首向他攻过来，特火举起护身刀，把大蟒蛇劈成三节。特火就这样爬过一山又一山，跨过一水又一水，终于来到昆仑山。特火找到天神老爷爷，急切地问：“天为什么黑得这样久？太阳躲到哪里去了？”天神老爷爷手捋长须，把缘由告诉他。

上界的王母娘娘有个女儿名叫达锦，她很爱游山玩水。但王母娘娘对她管教很严，天天把女儿关在家里，叫她织锦。后来达锦嫁给一个名叫特很的天臣，特很是一个武艺高强又很勤劳的天臣。他天天在朝里办事，很少回家。有天晚上，繁星点点，月光皎洁，达锦求特很陪她出去游玩。特很疼爱妻子，于是夫妻俩手牵手周游太空去了。王母娘娘知道后，非常恼火。她认为，这是伤风败俗、大逆不道的行为，便命令十二只雄鸡都出来（传说天上有十二只雄鸡和十二个太阳）。由于每只雄鸡的头顶上都有一个太阳，而且雄鸡的翅膀能反光，所以，天上只有白天而没有夜晚了。后来，达锦被王母娘娘处罚，在家里织锦，织呀织，终因熬不过这漫长的白天，累死在织机架上。特很回来见妻子累死了，很是伤心，一气之下，拿起神弓连续射死了十一只雄鸡，又射落了十一个太阳。最后一个太阳见伙伴们一个个被射落了，非

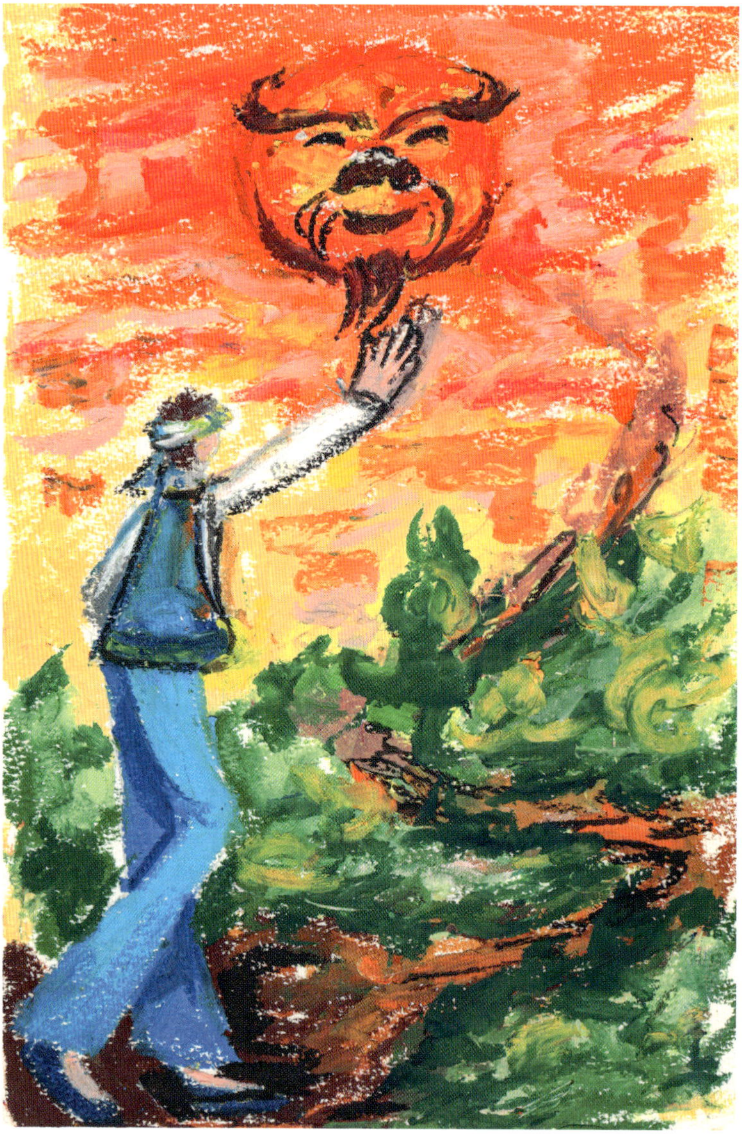

常害怕，撒腿就跑。特很在后面紧追。太阳跑到东海底下躲了起来。最后一只雄鸡见太阳逃跑，也跑得无影无踪啦。

特火问道："那该怎么样才能请得太阳出来呢？"天神老爷爷说："只有雄鸡去请，太阳才会出来。"特火又问："为什么一定要叫雄鸡去请它呢？"天神老爷爷说："雄鸡是太阳最好的伙伴。没有它去请，要叫太阳出来，那是压蚂蜗[4]生毛——办不到呀！"特火又问："那只雄鸡如今躲在什么地方？我去请他出来。"天神老爷爷叹气道："那只雄鸡已经躲到很远的地方去了，要去请它还要走五十年的路呀！"特火跪着向天神老爷爷恳求道："五十年太久啦！乡亲们在受苦，我愿变成雄鸡，去请太阳出来照亮天下。请老爷爷帮助我吧！"天神老爷爷见特火情真意切，便说："好吧！你到东海蓬莱岛去，岛上有一棵桃树，树梢上有一个鲜红的仙桃，只要你能吃上它，就可以把太阳请出来啦。"

特火马上辞别天神老爷爷，又攀鞍上马，越过一山又一山，跨过一水又一水，射死一只又一只拦路虎，斩杀一条又一条挡道毒蛇。特火终于踏上了蓬莱岛，吃上了仙桃。谁知，仙桃刚下肚，特火就觉得像有二十五只猫在心里跳过来跳过去——百爪抓心，当即昏了过去。

当特火被晨风吹醒过来时，发现自己变成了一只满身五彩羽毛的雄鸡，达媚的心，也变成了红艳艳的鸡冠。特火急忙飞上一块大石头上，面对大海叫喊："喔，喔，喔！"太阳被特很追赶得惊恐极了，听到鸡啼也不敢露头。接着，特火又啼第二遍，太阳还是不敢出来。特火第三次奋力拍打着翅膀，更用劲地啼叫："喔，喔，喔！"太阳再不好推托，便从东海底下爬出来了。顿时，霞光万道，壮家人重见光明啦！

注：①平火：壮语，大伙一起吃之意。②彼：壮话，妻子对丈夫的爱称。③侬：壮话，丈夫对妻子的爱称。④蚂蜗，即青蛙。

神医三界

很久以前，壮族有一个神医，名叫三界。在三界幼年的时候，三界父亲因为缴不起租，被官府捉去活活打死了，所以三界母亲带着三界逃荒。

有一天，三界上山打柴，看见一只美丽的花兔。他舍不得放过，插好柴刀便追了过去。追来追去，兔子逃得无影无踪，他却迷了路三界抬头望山上，山上百花盛开。他想观赏美丽的花草，就信步走上山顶。

忽然间从一块大石头下传出呼救的声音，三界走过去从缝隙里看到下面有一个洞，洞里锁着一位老者。三界问道："老伯伯，你为什么来到这里？谁把你锁起来了？"

老者叹了口气："唉！我原是这里的山神，因为得罪了雷公，被他关在这个洞里好多年了。后生仔，请你救我出来。"

三界推大石头，大石头一动不动；想撬开大石头，也不能够。三界说："老伯伯，我没有法子撬开这块大石头，请再忍受一些时间，我下山召集些人，一定会救你出来的。"

山神指点三界说："山背后有一棵红果树，只要找着它的果子吃下，你就成了半个神仙，就能搬开这块大石头了。红果树长在稔果（桃金娘）丛中，树上有红叶子，红果子长在稔果最密的地方。"

三界依照山神的话去找，在十棵特别茂盛的稔果树中，果然找到一棵长红叶子的红果树，树顶结着一个红果子。三界摘下吃了，顿觉浑身增加了好多倍力气。回到大石头边手掌轻轻一拨，大石头便"咕噜"滚到山脚去了。

山神感谢他解救的恩情，送三界一袋金子，一袋银子。三界不接受。山神又赠送一块宝石。三界说："多谢你的好意，这些东西会使我变懒的，请你收回去。我只希望你告诉我回去的路。"

山神不肯让三界空手回去，说："你必须带一些宝物下山！但我不知道你喜爱什么。你最好告诉我，让我表达我的心意。"

三界想了想，答道："如果一定要我带一点什么下山，我希望是能治百病的草药。"

山神从衣裳上撕下一片布，包了一包奇花异草交给三界，说："遇到病人，灌一碗浸过这包药的水便可以医好；遇到死人，灌三碗浸过这包药的水，也可以救活。"然后山神带三界走入一个山洞，说："闭上眼睛，拉住我的衣角跟我走。"

一会儿工夫，三界的头被拍了一下，听见山神说："到了！"三界睁开眼一看，山神不见了，眼前就是自己的村庄。

他一路走，一路看，越看越惊讶：怎么两三个时辰村子大大变了样！问别人，别人都以为他是外来的。走到原来自己居住的地方，那里也起了新屋。进到屋里一问，才知道已过了十几年，他母亲已去世，别人也都以为他早死在山上，还为他立了坟墓呢。从此以后，三界开始外出行医。他医好了很多人，也救活了一些人。遇到很穷的人来治病，三界不但不要钱，还送一些米粮给他们；遇到富人来求医，他都摇摇头。因此，穷人很爱戴他，每到他离开的时候，个个依依不舍；相反的，富人对他恨之入骨。三界还喜爱打抱不平，官府不敢惹他，财主佬又很怕他。

有一次，三界在半路看见一副骸骨，他想：不知哪个可怜人死在半路，不知他还要不要抚养家中的父母妻子。

于是，三界找来树枝、泥巴、石头、木片、龙眼核、衣服和斗木工具，用树枝当肠子，泥巴当肉，龙眼核当眼珠子，石头当骨头内脏，木片当皮壳，把一副骨头拼成一个人的样子，然后灌了九碗药水，死人便坐起来。

原来，死在半路的是一个商人，因为遇到强盗，在这里被谋杀。商人一活转来，便扯住三界，要三界同他去见官，赔他的货物。三界说服不了，又不好就此脱身，只好跟着商人到土司那里。

土司一直恨死三界，见有人来告他，巴不得治他个死罪："三界，你拦路抢劫，知不知道有罪？"

"我走到半路，见一副骨头在草丛中，好心把他救活过来，怎么知道他却拉我到这里。我没有拦路抢劫，所以不知道犯什么罪！"

"混账！"土司拍着桌子说，"明明是狡辩，哪有骨头能返生的？"

三界说："不信，你叫他解开衣服看看。"

商人解开上衣，三界用手指一插，抽出一块木片丢在土司面前，商人立刻变成一副木头架子倒了下去。

土司一见，趁机叫起来："来人啦，三界杀了人，快给我推出去法办！"

一刀，两刀，三刀……砍钝了三把大砍刀，刀口冒出的火星烧伤了刀斧手，三界还在笑，一根汗毛也伤不着。

没有办法，刽子手把三界拉回来，对土司说："禀告大老爷，杀他不死。"

土司叫："快备火炉，用火来烧！"

"冷哟，冷哟！哎哟，冷啊！"三界在火炉里故意大声呻吟。刽子手只好把三界钩上来说："禀告大老爷，烧不死他。"

土司又叫："外伤不死，用三口铁水灌他。"

一口，两口，喝到两口半，三界大叫一声，挣断铁链，一反手夺了盛铁水的泥瓢，一步一步逼迫土司："我喝了两口半，留下这半口给你润润喉吧！"说完，把铁水泼向土司，土司燃烧起来。于是再没有人敢来阻拦，三界从容地走了出来，又行医救人去了。

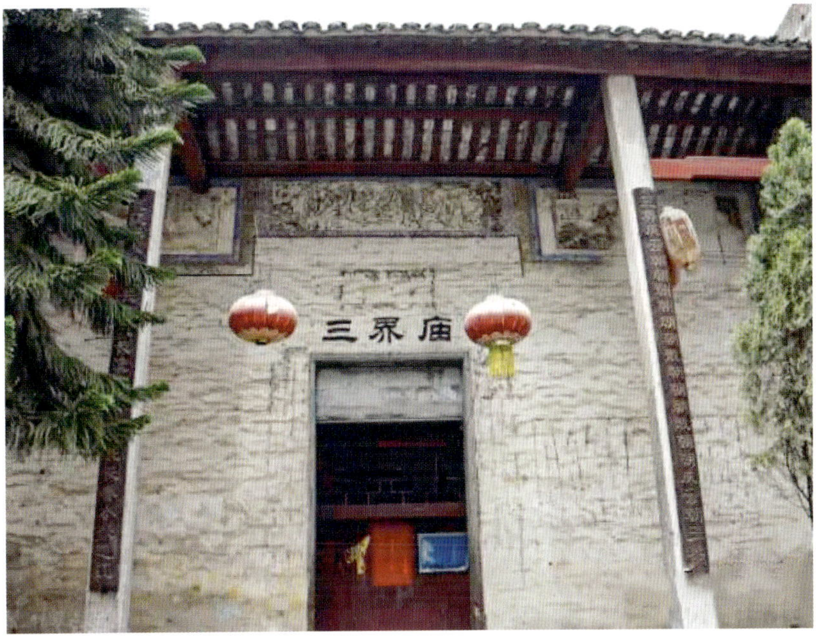

○忻城三界庙

爷奇斗瘟神

在桂西壮族聚居的靖西流传着一种很有民族特色的药市习俗。每年农历五月初五，当地远近村寨的壮医药农以及懂得一方一药的壮族群众，纷纷将自采的各种草药肩挑车载到市场摆摊出售。药材品种达数百种，赶药市者多达万人，主要圩亭都摆满了。壮族聚居的忻城、隆林、贵县（今贵港市）等地也有药市，但其规模则未能与靖西药市相比。

靖西药市到底起源于何时，目前尚未发现比较明确的文献记载。当地民间传说，古时候有一位被大家称为“爷奇”的医术高明的老壮医，他带领壮族人民群众大量采集各种草药，跟一个在每年农历五月初五就来肆虐人间的瘟神——“都宜”（壮语，即千年蛇精）做斗争。药市便是在这之后逐渐形成的。这个瘟神“都宜”很厉害，凡是有人居住的村寨，它都要去喷射毒气，散布瘟疫，放蛊害人。一家一户对付不了它，一村一寨也奈何它不得。爷奇常年为乡亲们治病，并仔细观察“都宜”的恶行，发现它特别害怕艾叶、菖蒲、雄黄、半边莲、七叶一枝花等草药，于是就教会人们采集这些药材，或挂在家门口，或置备于家中，以对付“都宜”的袭击。在“都宜”到来之前，或以草药煎汤内服，或煮水洗浴，就可预防瘟疫流行，即使得了病，也会很快痊愈。因为有的村寨采集的药材较多，有的村寨采得较少，甚至采不到这样或那样的品种，所以爷奇建议大家在五月初五把家里的药材都摆到街上来，这样一来可以向瘟神“都宜”示威，二来可以互通有无，交换药材品种，交流防病治病的经验。“都宜”发现各村寨群众居然贮备那么多草药，而且联合起来对付它，它的气焰就不再那么嚣张了，最后只好逃之夭夭。奇爷不但教会人们采药，而且教会人们种药。如今靖西已成为我国田七的主要产地之一，相传种植田七也是这位神医兼药农开的先河。

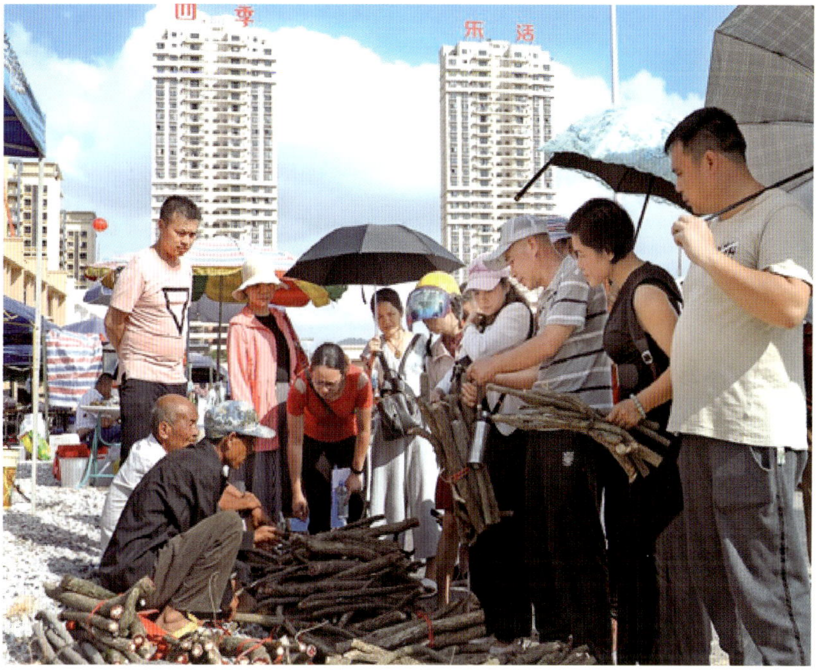

〇靖西端午药市

智慧篇

民间故事中有一个脍炙人口、长盛不衰的类别——机智人物故事。这类故事在长期的传承过程中，因主人公常常以聪明的智慧和敏捷的思维机智地战胜对手，渐渐地这些故事就被具体集中在某一个固定人物身上，成了民间喜闻乐见的机智人物故事。

民间文学中的机智人物故事幽默风趣，流传广泛，别具一格，这类故事情节简单而语言诙谐，嬉笑怒骂皆成文章。我国几乎各个民族都有自己民族的机智人物及其故事，但无论是哪一个民族，机智人物及其故事都有惊人的相似之处。本篇将壮医药民间传说中的机智人物及其故事进行整理归纳，同时，本篇及以后各篇章的故事中出现的特色壮药我们也用图文做了简要的描述，以便读者理解和掌握。

三七的传说

说不清是什么时候了，赤脚大仙忽然心血来潮，变成了一个白发苍苍的老人到壮族地区游玩。人间的美景让他赞叹不止。他走累了，便在路旁的一棵大榕树下休息，不知不觉地靠在树上睡着了。他鼾声如雷，口水不断地流出来，滴到地上。

树根下有一个很深的洞，洞里住着一条千年蛇精。它忽然听到雷声，闻到香气，便爬出洞来。原来是赤脚大仙打呼噜，流出的唾液散发出阵阵异香。千年蛇精想：赤脚大仙的口水是宝贝，吃一口就能延寿一百年，真是千载难逢。于是，千年蛇精立即伸出通红的舌头，舔地上的口水，渐渐地舔到赤脚大仙的胸口上。

这天卜壮下田劳动，因为脚上受了伤，所以提前收工回来。他看见一条大蛇爬在一个老人身上舔着什么，便大呼大叫，喊醒了老人。

千年蛇精一惊，想钻回洞去，可是来不及了。赤脚大仙一手抓住了它，运用神力把它甩死了。

赤脚大仙觉得卜壮是个心地善良的老实人，看见他脚趾出了血，就用仙丹给他治好了。赤脚大仙忽然想到，人间应该有一种药，专门治疗跌打损伤。赤脚大仙回到天上，出席了玉皇大帝在御花园举行的百仙宴会。散席后赤脚大仙顺手拔了一棵仙草，派一只神猴把仙草拿到人间，送给卜壮。

不料，神猴半途饮酒，酒醉迷途，忘了赤脚大仙指点的道路，闯进深山老林里，不慎把仙草丢失了。

眼看限期到了，神猴又惊又怕，躲又躲不了，不得不硬着头皮回天庭复命。赤脚大仙大怒，把神猴打了五十大板，打得屁股鲜血淋漓。如今猴子屁股通红，就是那时被赤脚大仙惩罚的结果。赤脚大仙收了神猴的仙气，贬它到下界寻找仙草，将功赎罪。后来，神猴终于找到仙草，但时间已久，又留恋人间美景，就不再回天庭了。

不知过了多少年，在桂山的山脚下，住着一个勤劳的壮族小伙。他名叫依巴，父母双亡，孤身一人。他在山脚下种了几亩玉米地。在他的精心护理下，玉米苞又多又大。可是被一群猴子今天偷吃几个，明天偷吃几个，好端端的玉米被猴子糟蹋了许多。依巴非常恼火又无可奈何。

这群猴子就是神猴的子孙，它们住在桂山悬崖峭壁上的岩洞里。岩洞旁边长了棵大树，无数条青藤缠绕大树后垂到地面。猴子们经常在藤上荡秋千。依巴看见猴子到别处去玩了，为了泄愤，就用柴刀把青藤统统砍断了。

过了三天，依巴来到悬崖下，看见猴子又通过青藤爬下来，好生奇怪。他仔细一瞧，发现青藤又长出来了。依巴一不做二不休，再次把青藤砍断了。

又过了三天，依巴又来观看，猴子们仍然在青藤上荡秋千。那砍断的青藤又接好了。依巴很惊讶：青藤为什么能自己接上呢？这到底是怎么回事？他下决心要看个究竟。于是，他回家做好玉米馍，当作干粮，带上山去。他第三次把藤砍断，然后悄悄地躲在树丛中观察。

一会儿，群猴来了，发现青藤断了。两个老猴子钻入树林里，不一会儿就找来了一种草。这种草有两尺多高，颜色墨绿，叶对生，根部膨大，像一个黑色的小萝卜。老猴把草放在嘴里细细地嚼了一阵，然后把砍断了的青藤接在一起，把嚼烂的草敷在接口上，接着又用茅草缠好。最后，呼哨一声，带着群猴连蹦带跳地走了。

依巴好生奇怪，不知老猴用什么仙药医治断藤。他耐心地等待群猴走远后，才慢慢从树丛里钻出来。他拾起猴子丢下的几棵绿草，沿着猴子走过的地方寻找。猫牙石刺破了他的脚板，依巴不停下；刺藜刺伤了脸，依巴不畏缩。他在腐草烂叶中找呀找，最后，在一小块地上发现了这种草。它长在树荫下，红籽耀眼夺目。依巴把绿草咀嚼后，敷在伤口上，做了标记，便寻路回家。

过了几天，他的伤口痊愈了。他特意上山观察，那青藤又长好了。依巴见状大喜。心想，这种草那么神灵，何不移到山下种植，以备急用。他采集这种草根，然后在屋旁斜坡上的树荫下挖土、起畦，种上这种药草。

一年后，药草发芽长叶了。经多次试用，依巴发现这种草根对跌打损伤有很好的疗效。因为依巴发现这种药之前，曾把青藤切断过三次，所以就把这种药命名为“三切”。后来，人们把“切”字的音读成“七”，就成了现在的“三七”。三七是壮族地区特产，是一种名贵药材。

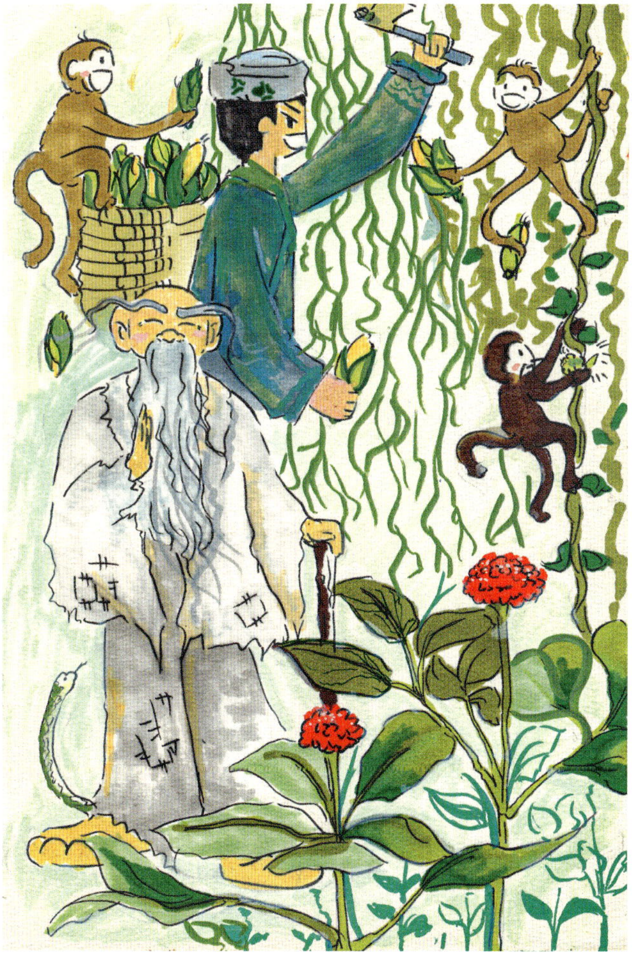

三七
Godienzcaet（棵点镇）

【别名】田七、田三七、山漆。

【来源】为五加科植物三七 Panax notoginseng（Burk）F.H.Chen 的根及根茎。

【生长环境】栽培或野生于山地的林中湿润处。

【功效主治】

中医：散瘀止血、消肿定痛。主治吐血、咯血、衄血、便血、崩漏、胸腹刺痛、外伤出血、跌扑肿痛等。

壮医：通龙路火路、止血、补血、止痛。主治唉勒（咯血），渗勒（吐血、衄血），阿意勒（便血），产呱耐（产后血虚），阿闷（胸痛），胴尹（胃痛），林得叮相（跌打损伤），兵淋勒（崩漏），京尹（痛经），产呱腊胴尹（产后腹痛）。

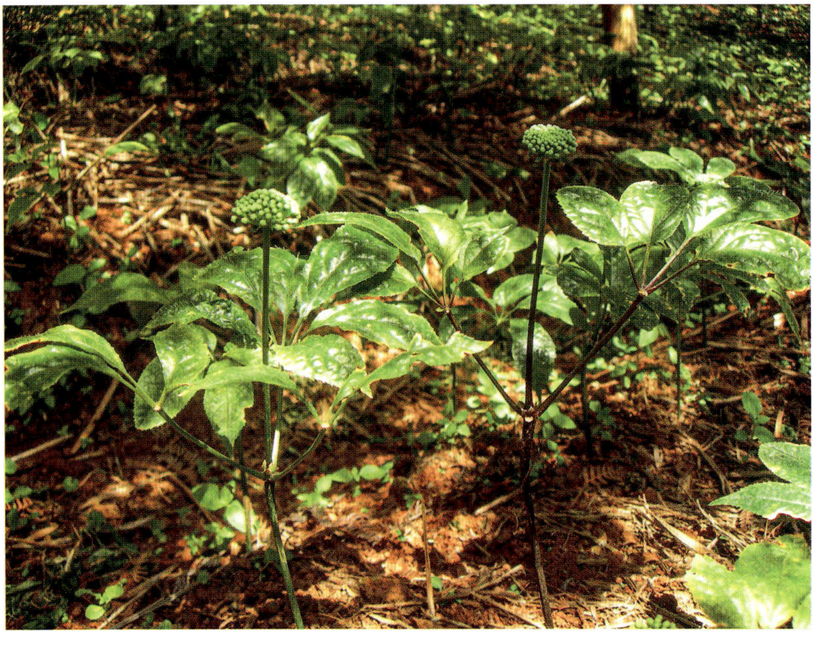

马 连 鞍

古时候，有个土司有钱有势，但为人老奸巨猾，经常欺压百姓。在附近的乡村，有个壮族青年叫阿金，他智慧超人，生性倔强，好打抱不平，对欺压百姓的地方官吏和乡下恶霸视若仇人，经常和他们作对。

有一天，土司骑马来到河边，河水又深又急，马不肯过河。土司想牵马涉水，但他不会游泳，怕到河中间时被水流冲走，白白喂鱼。他正为不知道怎么过河而着急的时候，阿金来了。

“喂！小伙子，你能不能把我背过河去？”土司问。

阿金看了一眼土司那匹身肥体壮的枣红马和马上的新鞍，灵机一动，说：“我妈肚子痛得厉害，我急着去找草药给她医病，哪有时间背你过河啊！”

“你要找什么草药？”

“马连鞍。”

“马连鞍我这里有。”土司拍一拍他背的口袋骗阿金说，“只要你背我过河，我就给你。”

土司心想：“只要你背我过河，到了对岸，我骑马就跑，就是你有十条腿也追不上我。”

阿金说：“你讲话可算数？”

土司假装正经地说：“君子金口玉言，从来都讲话算数的！”

阿金背土司过河时，土司叫他一起牵马过去。阿金指着河水说：“老爷，你看，河水那么深，那么急。如果牵马过去，到中间马受惊一拉，我一倒，我们两人连马不就被水流冲走喂鱼吗？”

土司问：“那马怎么办？”

阿金说："我先背你到对岸，然后再回来牵马过去。"

土司认为阿金的话有道理，就同意了。

阿金把土司背到河对岸，转回来骑上土司的枣红马，向他挥手说："老爷，再见！我把你的马连鞍带走了！"

土司见阿金把他的马骑走，急起来了，跺着脚喊："喂！你怎么蛮不讲理，把我的马骑走呢？"

阿金说："刚才你自己说，我背你过河去，你就给我马连鞍，现在怎么反悔呢？"阿金说完就骑马走了。

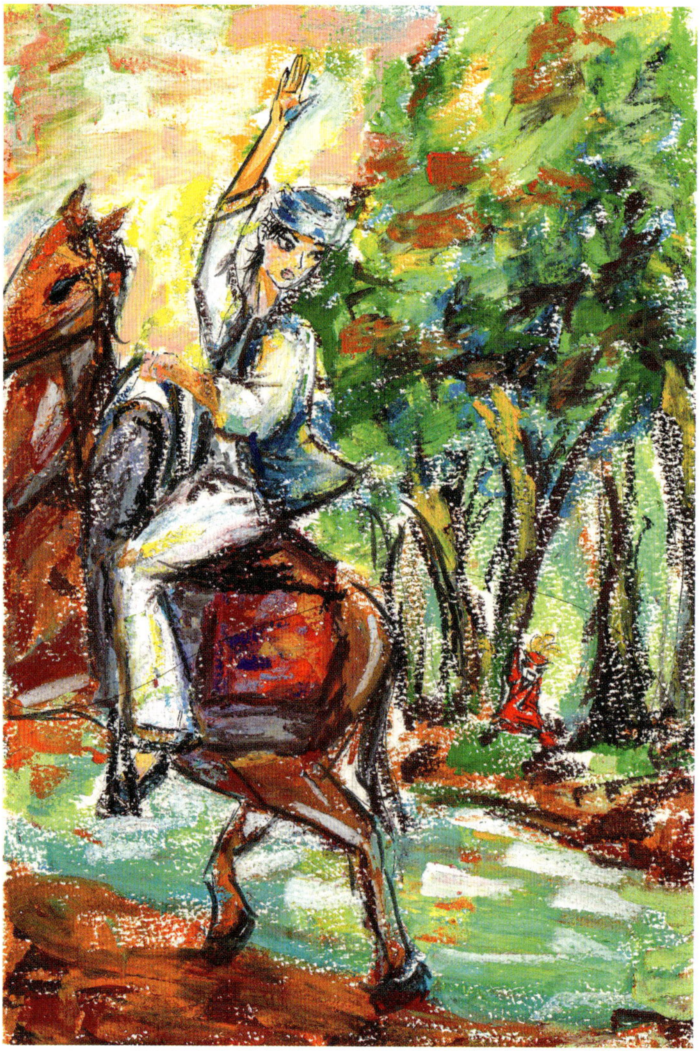

古羊藤
Gaeumbe（勾咩）

【别名】马连鞍、老鸦嘴、毛青才、南苦参、奶藤、马达。

【来源】为萝藦科植物马连鞍 Streptocaulon juventas（Lour.）Merr. 的根。

【生长环境】生于山野山谷疏林中或路旁灌木丛中。

【功效主治】

中医：清热解毒，散瘀止痛。主治感冒发热、痢疾、胃痛、腹痛、跌打瘀痛、毒蛇咬伤等。

壮医：解痧毒、清热毒、调水道谷道、消肿痛。主治得凉（感冒），发得（发热），白冻（泄泻），阿意咪（痢疾），胴尹（胃痛），笨浮（水肿），能啥能累（湿疹）。

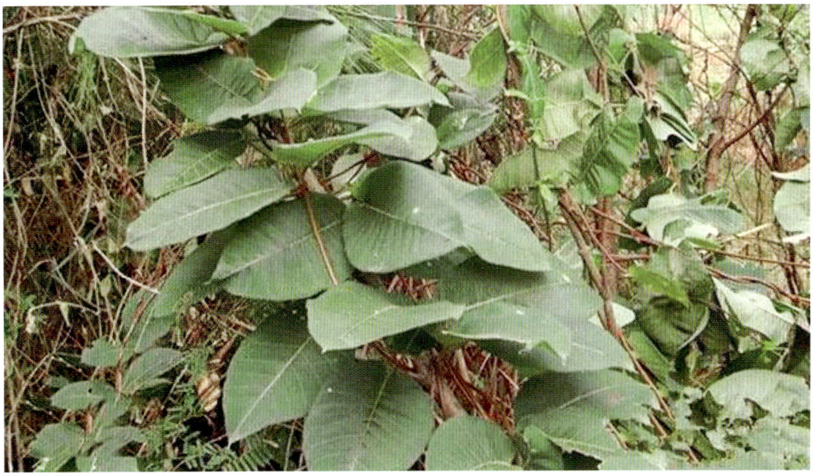

吴神保智败老鞭婆

老鞭婆是古时一种凶猛的怪兽，它能直立走路，全身长满棕黑色的长毛，身材高大，会大笑，专门以血、肉、果为食，能快速奔跑。

按照老辈人的传说，虽然虎、熊、豹、豺狼等容易伤害人的动物让人害怕，但先人们最害怕的是老鞭婆。因为老鞭婆不怕人，会经常走进人们的屋里，特别是单家独户的人家，稍不注意小孩就成为他的“下饭菜”。如果它饿得慌时，大人都难以幸免。老鞭婆还有一种恶习，一旦在某家得手，他会习惯性地经常去光顾那一家。如果有人将某个老鞭婆打死，就会遭到成群老鞭婆的攻击。

很久以前，有一个姓吴的家族住在一个垌场里。虽然这个家族的男人十分彪悍，敢于与老鞭婆搏斗，并且多次成功地打退了老鞭婆，可无论他们如何勇猛，其中有一个老鞭婆就是不怕他们。因此大家惊恐万分，不知道哪天会大祸临头。

家族里有一个聪明的男孩，名叫吴神保（祈求神灵保佑之意）。这个小孩长到十岁时已经比很多大人聪明了。一天晚上，大家又在计划第二天如何防范老鞭婆，此时吴神保不慌不忙地说：“爹、娘，你们莫怕，我有办法整治它。”他爹说：“一个娃娃家莫多嘴，你有什么办法整治它？”吴神保郑重地说：“你们今晚拿鼎罐帮我炖半鼎罐的猫豆，汤要多加点。明早还要帮我杀一个猪崽，我要猪血。还有明天如果老鞭婆真的来，你们不要跟他打，由我来对付。”大人们将信将疑，问他有什么办法对付他又不肯说，只好仔细观察并按他讲的去做。

第二天吃早饭的时候，突然听到狗狂叫起来，大家出门一看，真的看到老鞭婆来了，于是赶紧关门。只见吴神保从鼎罐内舀出一大瓢的猫豆汤麻利地倒入装猪血的盆内，快速地搅拌后摆放在大门口，然后站在大门内静静地等候老鞭婆的到来。

老鞭婆走到屋旁后大吼了两声，这时狗也不敢吭声了。它沿路走到大门外，马上闻到了臭腥的猪血，于是它从门缝往屋内瞄了一番，然后使劲地推着大门。就在此时，吴神保打开大门，双手将那盆掺了猫豆汤的猪血递给老鞭婆。躲在屋内的大人们惊得目瞪口呆，生怕老鞭婆一把将吴神保抓住猛咬。殊不知那老鞭婆接过猪血盆，闻了一下便狂笑起来，只见它毛发抖动，前额的长毛已经遮住了脸庞，狂笑一阵后，便大口大口地喝起猪血来，可能是过于饥饿的原因，两下就把盆内的猪血喝个精光。

老鞭婆喝完猪血后，走到屋外的空地靠着大石头晒太阳。过了一会儿，他挪动了两下身体准备走开。这时却发现它身体开始摇晃，然后扒着石头身子慢慢地软了下来，倒地而睡。躲在屋内的大人马上出来拉住吴神保，快速地后退。吴神保却不慌不忙地说："不怕啦，它晕了，走不动了。"

果真如吴神保所说的，那老鞭婆整整在吴神保家大门口睡了一整天，到第二天上午还动弹不得。几个男人怕他醒来后闹事，于是将它抬出所住的垌场，放在一棵大树下，用绳子捆绑在树干上便回家，自此后再见不到它的身影。

事后，大人们问吴神保怎么会想到这种办法来对付，他天真地说："你们不是爱煮猫豆喂年猪吗？我发现年猪吃猫豆后一连几天都睡着不动不吃，我知道它是晕了，所以我就想到用这个办法来对付老鞭婆。"大人们听他这么一说，都夸吴神保脑筋聪明，人小胆大。此后邻近的不少人都种猫豆，采用这种办法来对付老鞭婆。

猫豆
Duhmeuz（督秒）

【别名】黧豆、狗爪豆、猫爪豆、龙爪豆、龙爪黧豆。

【来源】为豆科植物黧豆 Mucuna pruriens (L.) DC.var.utilis (Wall. ex Wight) Baker ex Burck 的种子、嫩叶。

【生长环境】栽培。性喜温暖湿润气候，耐贫瘠、耐干旱、不择土壤，但不耐涝，不耐霜冻，屋前屋后、田头地角、山坡菜园等处均可种植。

【功效主治】

中医：温中益气、清热凉血。主治腰脊酸痛、帕金森病等。

壮医：通龙路、火路。主治核尹（腰痛）、麻抹（肢体麻木）、嗜酒者酒瘾发作时手抖加剧等。

注：猫豆全身都是宝，豆壳、豆叶、豆藤蔓和豆籽含有丰富的粗脂肪和粗蛋白，是上乘的家畜粗饲料。但因其有轻微麻醉作用，所以喂前要用水泡。

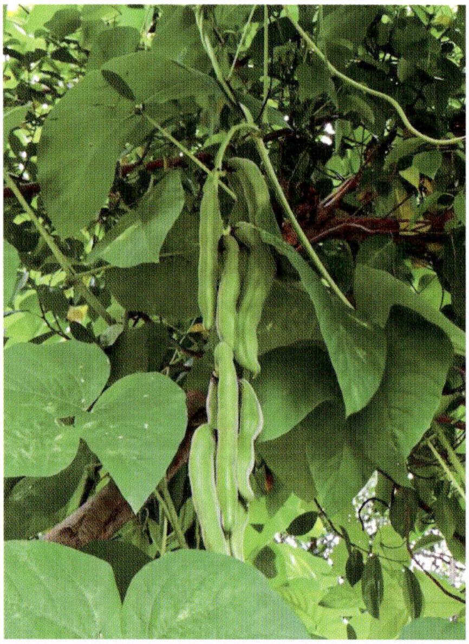

阿山和阿木

阿山和阿木是一对亲兄弟，但性格迥异。哥哥阿山狡诈、贪婪、刻薄；弟弟阿木勤劳、善良、淳朴。父母死后阿山以“长兄为父”自居，良田归自己，贫瘠土地给弟弟，阿木虽有不满，但也无可奈何。

有一年，阿木在山脚下的菜地里种南瓜。他勤浇水施肥，常常除虫拔草，所以瓜苗长势喜人。一天早上，阿木像往日一样到菜地劳作，发现瓜地像是被牛马践踏过似的，不少南瓜有被咬食后留下齿痕。阿木知道这是山上的猴群做的。丰收的希望变成了泡影，他很痛心，于是下决心要制服这帮猴子。

第二年，阿木又在这块地上种南瓜。瓜苗出土后，他精心护理，食在瓜地里，睡在瓜棚下，风雨无阻，从不懈怠。不知是精诚所至还是南瓜的灵性，瓜地里有一株瓜蔓长了一个特别大的瓜。阿木喜不自胜，视如珍宝，精心护理，这个南瓜似通人性，快速地长起来，就像一个大圆球。南瓜要成熟了，山上的猴子似乎也有了感应，时时伺机行窃。阿木想，要对付这些狡猾的野猴，硬的办法恐怕治不了它们。他决定智取。于是，他从这个大南瓜上想出一个主意来。他把大南瓜划开一个大口子，掏出瓜瓤里的瓜籽和杂物，做成能容下一个人蹲坐的空间。天黑时趁着朦胧的夜色钻进大南瓜里，然后将洞口封好，一切安排就绪，只等待猴子下山偷瓜。

天将破晓，晨雾未散，猴群出洞了，先来的三五只猴子入园察看情况，在确知无人之后便发出“嗑嗑”叫声招呼伙伴下山，那些动作敏捷的猴子，几个蹦腾便进入菜园偷瓜，当它们发现这个大南瓜之后，又发出几声“嗑嗑嗑”的叫声，大帮的猴子便集聚过来，抱成一堆，使尽吃奶之力，前呼后拥把大南瓜抬上山。它们丝毫也没有察觉南瓜里面藏有人，一股劲儿把大南瓜抬进猴窝里。

猴王知道后非常高兴，它蹦到王位上叽里呱啦不知是赞美大南瓜还是给猴子猴孙称赞。这时，躲在大南瓜中的阿木双手拿着早已准备好的短棍，从南瓜里跳出来，以迅雷不及掩耳之势，手起棍落，左右横扫。突如其来的骚乱使猴王惊呆了，它还没有回过神来，头上已挨了一棍，“嗷嗷嗷”惨叫着仓皇逃命。其余猴子猴孙也慌不择路地四处奔逃。

阿木把猴群赶跑了，他在猴岩里拣到了治妇科病的特效良药——“猴结”。

阿木把“猴结”拿到药铺卖给药店老板，换了钱，便盖了房，买了地，娶了媳妇，过着安稳的日子。

阿山看到弟弟发了，心中十分羡慕，同时也怀疑弟弟财路不明，便来到阿木家了解真实情况。阿木将情况原原本本地告诉了他，阿山才放心地回家。

说来也巧，阿山早就听说岳父家住的那个山寨也常常有猴群出没糟蹋农作物。阿木的经历勾起了阿山的发财梦，他也打算试试。

后天一早，阿山急急赶了五十多里路到了岳父家，跟岳父一番商量以后，决定在山弄里的一块地种玉米和南瓜。

当年开春，阿山便在地里施足肥料，选好种子种上玉米和南瓜。几场春风春雨，玉米和南瓜纷纷破土长苗，阿山满心高兴，他潜心于南瓜的护理上，浇水施肥，期盼着能结出一个大南瓜来。不知是天意还是什么神仙相助，阿山的地里竟然也长了一个大南瓜，阿山高兴极了。

玉米苞已成熟，南瓜长得正茂，招来了猴子的“青睐”。三天两头便有猴子下山偷掰玉米，偷摘南瓜。虽然有了损失，但阿山心里却很高兴。他终于盼到有猴子来偷瓜了。这正好是他要上山取“猴结”的好时机。他按阿木教给他的办法和经验，钻进大南瓜里静候着猴子来抬他上山。果然，天还没亮，猴群真的下山了。它们毫不顾忌地聚拢到大南瓜旁边把这个偌大的南瓜抬走了。刚抬到山崖最高处，阿山忽然肚胀便急，忍不住放了个屁。猴子们闻到了臭味，以为是烂瓜，叽叽喳喳叫了起来，松了手，大南瓜滚下山崖，阿山也活活摔死了。

猴结

【别名】猴竭、血灵脂、血灵芝、乌猿结。

【生长环境】产于广西、云南、四川、贵州等，山林野外采集。从猴子的月经和胎盘中获得，是一种干燥的产品。

【功效主治】活血调经、补益精血、止血暖胃。

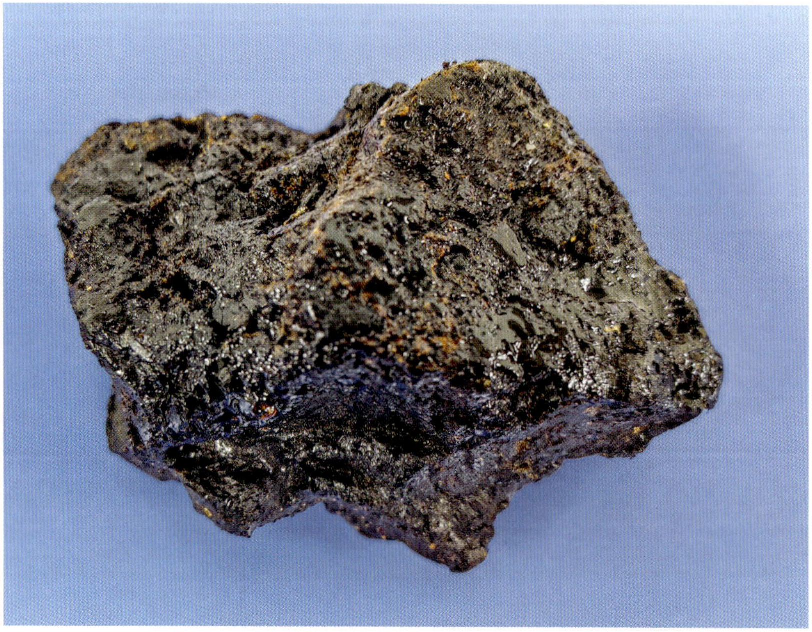

解 毒 药

有一天，财主独自进山打猎，跑了半天，连根鸟毛也没捞到。他又累又饿，靠在一棵树下休息。忽然，发现前面的树上，挂着特堆的衣裳和两只粽子。财主不管三七二十一，拿起粽子就吃。

特堆打柴回来，问："谁吃了我的粽子？"

财主眨眨眼，说："我看见啦，是一只老猴子偷吃的。"

特堆见财主的嘴角边还黏着糯米粒，脚下踩着几片粽叶，装出一副高兴的样子说："好嘞，快帮我找一找。"

"找什么呀？"财主问。

"找那只老猴子呀！"特堆说："我的粽子里放有毒药，是用来毒猴子的。"

财主慌了，赶紧承认偷吃了粽子，要特堆想办法救救他。

特堆说："解毒药嘛，山上有的是，可我没工夫去寻。我要卖柴呢！"

财主"扑通"跪下，直磕响头，哀求道："特堆呀，柴我买下了。我给你柴钱，还有药钱。你千万要救救我呀！"说着，从怀里掏出了一锭银子。

特堆这才跑到山沟里，采了些黄荆叶，揉烂捣碎，塞进财主的嘴里。财主闭着眼，皱着眉，一阵猛嚼。黄荆叶又苦又涩的滋味，让他"哇啦"一声，把吃下的粽子全吐了出来。

"老爷，我的解毒药怎么样？"特堆问。

"灵，灵，真灵哪！"财主揉着胸口，一个劲地称赞。

"只是可惜了我那两只粽子啦！"特堆拿过衣裳，装好银子，哼着山歌下山去了。

黄荆

Gogingj（棵劲）

【别名】布荆、蚊子柴、五指风。

【来源】马鞭草科植物黄荆 Vitex negundo L.。

【生长环境】生于山坡、路旁、溪边及疏林小灌丛中。

【功效主治】

中医：叶解表散热、化湿截疟，主治感冒、肠炎、疟疾、痢疾，外用治疗湿疹、皮炎、脚癣等。果理气止痛、止咳平喘，主治感冒、咳嗽哮喘、胃痛、肠炎、食积、疝气、痢疾等。

壮医：叶能解痧毒、通谷道、利水道、除湿毒、解瘴毒，主治贫痧（感冒）、瘴病（疟疾）、阿意咪（痢疾），外用治疗能晗能累（湿疹）、痂（疥癣）等。果能通气道、调谷道，主治得凉（感冒）、埃病（咳嗽）、墨病（哮喘）、胴尹（胃痛）、东郎（食积）、阿意咪（痢疾）等。

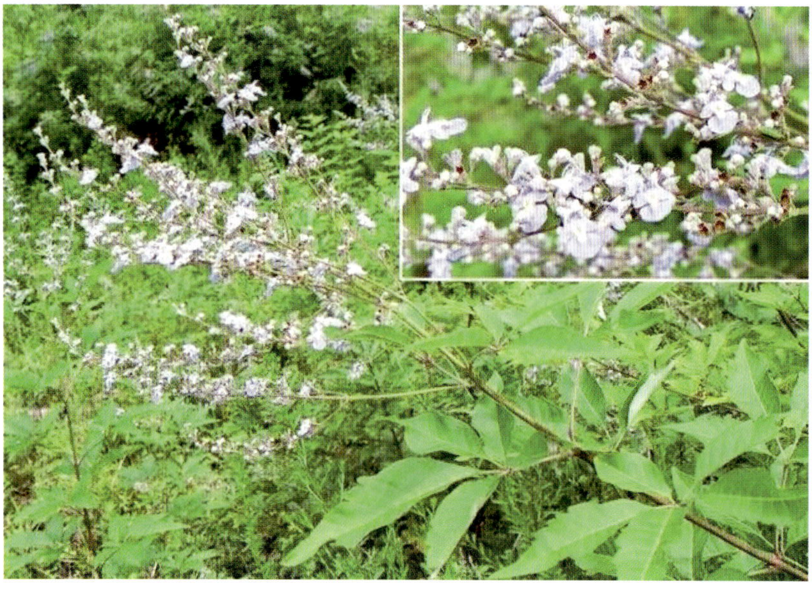

亲情篇

亲情，是指亲属之间的那种特别的感情。“亲情”重在“亲”字，父母、兄弟姐妹、血缘最接近的人之间最美的一种情感。不管对方怎样也会爱对方，无论贫困或富有，无论健康或疾病。亲情需要彼此精心呵护，懂得相互宽容与理解。

亲情故事像一杯香茗，品一口，使人神清气爽，沁人心脾，让人倍感温暖。

艾 草 糍 粑

千百年来，居住在广西田林境内的壮族人民会在开春季节到田间采摘鲜嫩的艾草，然后制作糍粑。

相传在古时候，有个久咳积病的老妇人想吃糍粑，但糯米性温，湿热痰火者不宜食用。她的儿子是个孝子，不忍让母亲失望，就想着如何既让母亲吃得高兴，又不上火加重病症。

有一天他从野外回来，路过一个山坳，看见满山遍野绿油油的艾草。他灵光一闪，记得老人家讲过，新鲜艾草性凉，有凉血平气的作用，能煮来吃，也能当凉茶喝。那如果把艾草放在糯米粉里煎成糍粑，刚好能中和糯米的温热之性。于是他就摘了一大把鲜嫩的艾草回家，先将艾草洗干净，入热水焯几分钟，然后放入糯米粉中搅拌均匀，煎成艾草糍粑。他母亲吃后连赞好吃。由于艾草的药膳作用，他母亲的病没有加重反而有好转。后来，人们就纷纷效仿这个聪明的孝子，用艾草与糯米粉做糍粑。

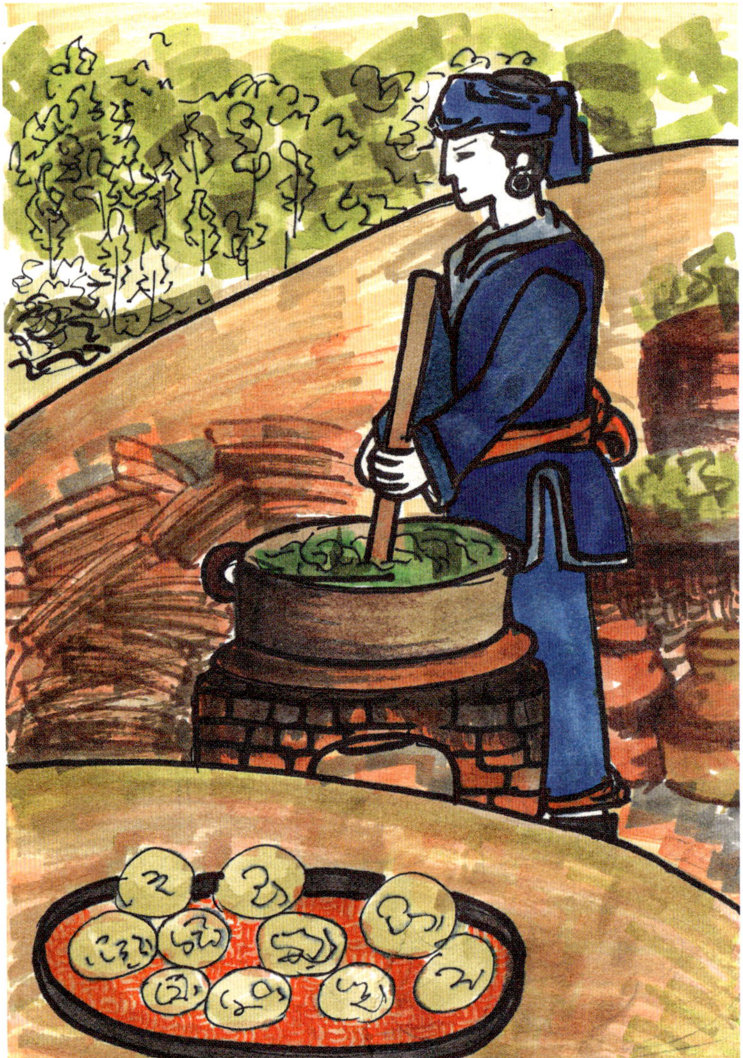

五月艾
Mbawngaih（盟埃）

【别名】艾草、艾、艾蒿、家艾、细艾。

【来源】本品为菊科植物五月艾 Artemisia indica Willd. 的地上部分。

【生长环境】生于荒野、空旷草地或路边。

【功效主治】

中医：温经止血，散寒止痛；外用祛湿止痒。用于吐血，衄血，崩漏，月经过多，胎漏下血，小腹冷痛，经寒不调，宫冷不孕；外治皮肤瘙痒。

壮医：止血，调龙路，祛寒毒，除湿毒。主治鹿勒（吐血），渗勒（衄血），阿意勒（便血），兵淋勒（崩漏），妊娠下血，约京乱（月经不调），京尹（痛经），吠偻（胎动不安），卟佷裆（不孕症），阿意咪（痢疾），隆白呆（带下），能啥能累（湿疹），疥癣，仲嘿奔尹（痔疮），呗农（疮疡）。

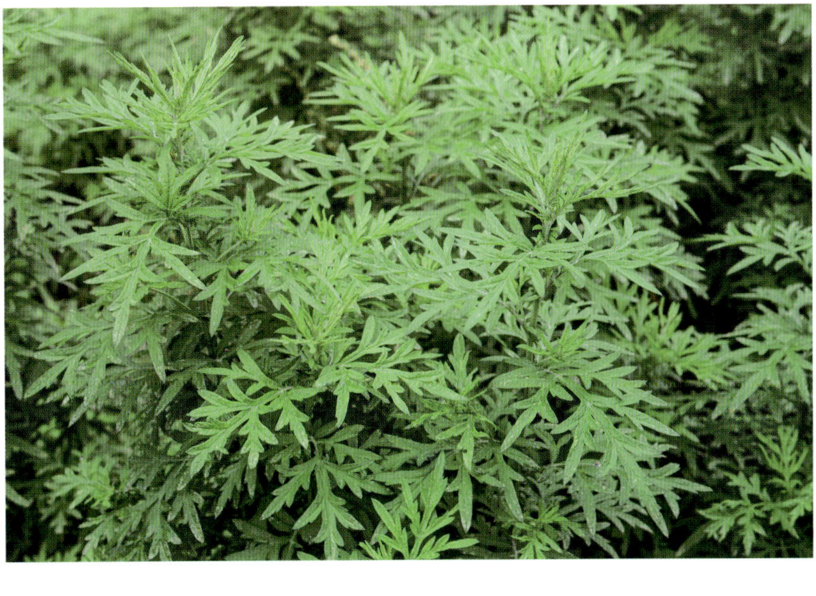

奇凡和他的儿子

很久以前，有个孤苦伶仃名叫奇凡的后生，他从小没读过书，斗大的字不识一个，除了种一块小田，其他门路一窍不通，日子越过越穷。

玉帝知道这个事后，就派仙女九妹下凡帮他。九妹到了人间，见到奇凡的状况后怜悯之情油然而生。奇凡则因九妹才智非凡且对自己体贴入微，产生了爱慕之心。不久，他们结成了夫妻，生活越来越好。

奇凡有了九妹，像得到了一座金山，生活逐渐好转。不久二人生了一个儿子，取名奇强。奇凡心里乐开了花，村里的人也为他们高兴。然而九妹却日渐寡言，神色忧郁，她知道奇凡治家办法少，担忧以后富裕的日子不长。

奇强一天天长大，九妹一天天繁忙。九妹教他读书写字，教他唱歌跳舞，教他画草画木，还教他怎样种谷种菜，怎样种花种果，怎样养鸡养鸭……奇强觉得生活丰富多彩，觉得妈妈学问很高，他爱妈妈，听妈妈的话。

九妹来到人间转眼间已过了十年，一天九妹对奇强说："孩子，有件事该告诉你了。妈妈是天上人，要遵从天上的命令。如今天帝下诏，要妈妈回天宫去。妈妈要走了，你就跟爸爸过日子吧。如果他亏待了你，你就到阳台哭。然后阳台上会出现一只船，你坐上去就是了。"说完后就飞回天上了。

九妹十年的言传身教，奇凡却视若无睹，听而不闻。如今，没有九妹，奇凡再度贫困他的儿子奇强，常常饿了没饭吃，冷了没衣穿，更谈不上读书了。一天，奇强到别人的瓜地摘了个西瓜吃，奇凡竟把他打得浑身直抖，泣不成声。悲痛之中，奇强想到妈妈的话，哭着走上阳台，坐上妈妈的船飞到天上去了。那时，奇凡急忙追上阳台，可是晚了。孤单的奇凡，顿时感到天旋地转，摔到地上死了。

奇强到了天上，不但有富丽堂皇的家，妈妈还教他认字，给他说天上的美好生活，说天上珍奇的物品，还告诉他天上好玩的地方。在那些日子里，妈妈跟他游走星空闹市，跟他拜访月宫嫦娥，还跟他观赏天河流水，日子过得又美又甜。

星移斗转，时间又过了十年。一天，妈妈深情地对他说："孩子，你已经长大成人，也学会了不少做人的道理。我想一切美好的事物都是人创造的，天上如此美好，那是天上人的智慧；地上处处有能人，一个美好的人间天堂，必是人创造出来的！孩子，人间是你难忘的故乡，你该在那里大显身手，只有这样，你才能在人间里得到永生。"奇强听得入神，钦佩的眼睛久久凝视着妈妈。

第二天天未亮，奇强就要回人间了。临行前，妈妈给他一包防身良药，且叮咛道："孩子，行程艰辛，你是要吃很多苦头的。这些药物，保你终身受用。"说完，奇强毅然踏上归途。

奇强翻过九十九座山岗，穿过九十九个幽谷，蹚过九十九条河流，走了九十九个日日夜夜，来到了一个叫金国的国家。一天傍晚，国王病危，宫中的王后、王子和大臣们，无不忧虑焦急。奇强听闻后进皇宫说："小人有些能医百病的防身良药，今国王有恙，不惜献出。"

国王服药后药到病除，对奇强感激不已，说："君子医术精深，医德高尚，寡人得救，决不忘恩负义，可封高官，可奉厚禄，君子如何？"奇强拜了拜，说："谢谢国王关照，小人不图高官不谋厚禄，只想提个见解，不知可否？"国王说："君子有何高见，尽管提出。"

"小人认为，国家兴亡，关键在于官民，官民齐心报国，国则兴旺，反之国则衰亡。如果官能深入百姓，跟民患难与共，国家兴旺发达之日屈指可待。"说完，奇强告退。

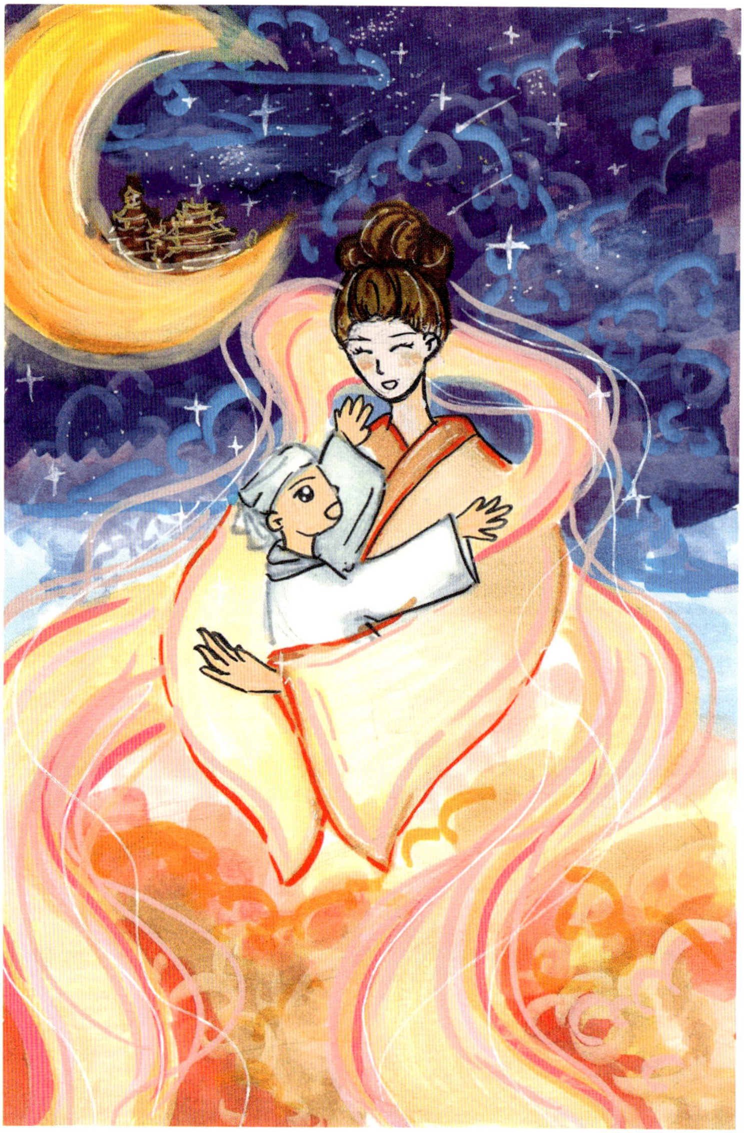

壮家五色糯米饭

相传在很久很久以前，有一个名叫依巴的孤儿。在他的母亲怀他四个月时，他的父亲上山打柴跌下山崖死了。依巴出生时，他母亲难产，生下他后也去世了。有一个心地善良、无儿无女的老妇人见到依巴可怜，就领养了他，让依巴叫她干外婆。

老人辛辛苦苦地把依巴养到18岁时，这个养育他长大成人的干外婆也过世了。依巴痛不欲生。从此，依巴孤苦伶仃一个人过日子。依巴很懂事，也很勤劳，所种的地自给有余，还经常帮助邻里做工，大家对他都很好。唯独让他伤心的是自己长这么大从没见过父母亲。他看见别的人家都有父母亲，很是羡慕。这年清明节，村里家家户户去祭拜先祖及去世的亲人，依巴也很想念自己的父母和养他长大的干外婆，就蒸了好多糯米饭去坟上祭拜他们。依巴去祭拜的糯米饭是白色的，刚放到父母坟头就被野鬼抢吃光了。依巴很难过，又不知如何才让父母亲及外婆能吃上自己祭拜的糯米饭，想明天再做新的送去。

这天晚上，依巴梦见了妈妈，妈妈说："儿呀，今天你送来的糯米饭我们虽没吃上，让野鬼抢吃光了，但我们很高兴。因为你懂事了。你明天再做新糯米饭时，你要把糯米饭染成五色，野鬼见到有颜色就不敢吃了。"依巴记住妈妈说的话，第二天一早就去山里采来枫树叶，把米泡好染成黑色，用红蓝草把米泡好染成红色和紫色，用姜黄把米泡好染成黄色，又把米泡好做成白色。依巴把五种颜色的糯米分别蒸好。想不到五色糯米十分好看，且具有清香芬芳的气味，口感极好。当天依巴把五色糯米饭供到坟头时，那帮野鬼又要来抢食，结果见到的不是白糯米做的饭，而是红、黑、紫、黄、白的东西，认为不是吃的东西就散去了。于是依巴的父母亲和干外婆享用到糯米做成的五色饭了。后来村里的人们都仿效依巴的做法，清明节上坟都做成五色糯米饭给去世的亲人和先祖享用。

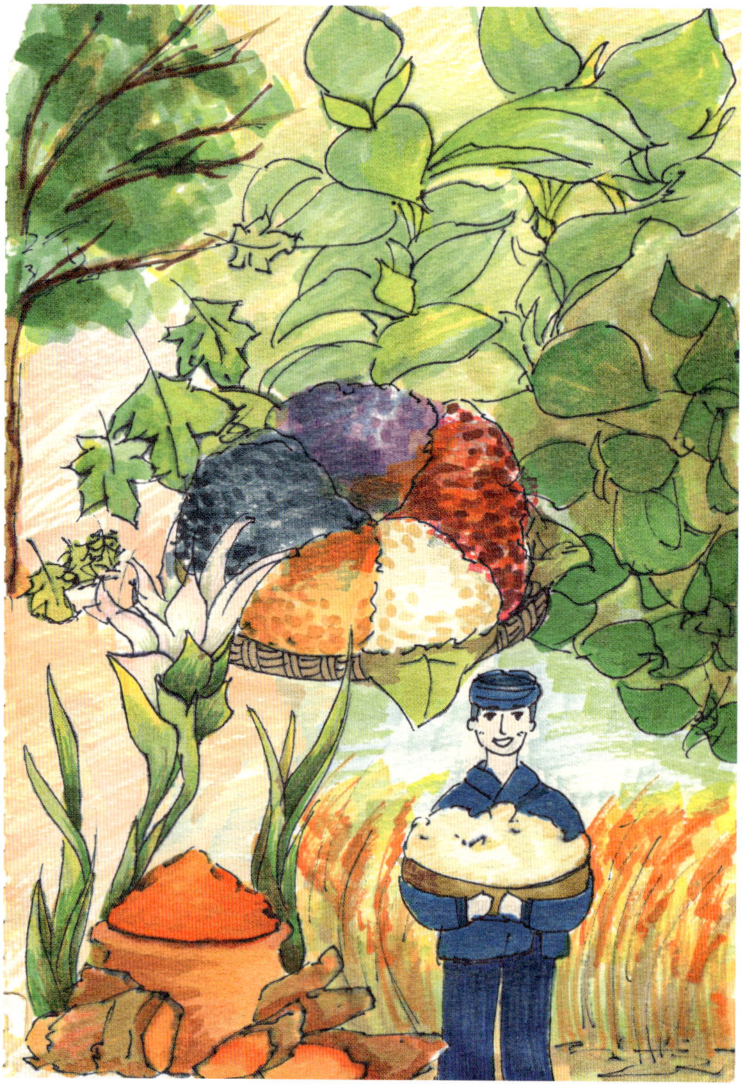

枫树
Makraeu（芒柔）

【别名】枫木、山枫香树、枫香、路路通、枫香树、三角枫、黑饭叶。

【来源】为金缕梅科植物枫香树 Liquidambar formosana Hance 的果序。

【生长环境】生于平地、村落附近及低山的次生林。

【功效主治】

中医：祛风活络、利水通经。主治关节痹痛、麻木拘挛、乳少经闭、水肿胀满等。

壮医：通水道、祛风毒。主治发旺（风湿骨痛）、麻抹（麻木）、嘻馁京瑟（乳少经闭）、笨浮（水肿胀满）等。

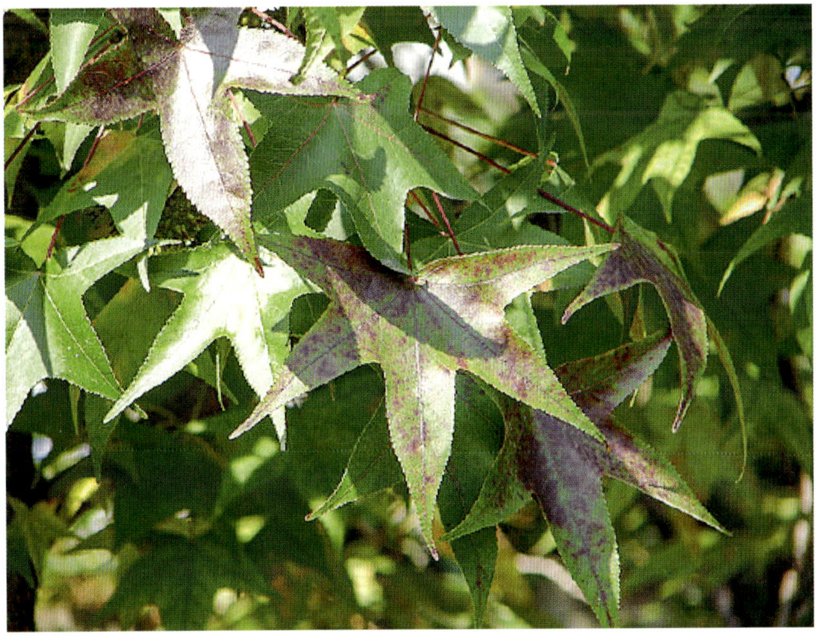

红蓝

Gondenglamz（棵登蓝）

【别名】观音草、染色九头狮子草、红丝线、青丝线、山蓝。

【来源】为爵床科植物观音草 Peristrophe baphica(Spreng) Bremek. 的全草。

【生长环境】生于草坡或丛林间。

【功效主治】

中医：清肺止咳、散瘀止血。主治肺炎、肺结核咯血、消渴，外用治疗跌打损伤肿痛等。

壮医：清热毒、止咳、散瘀血。主治肺炎、唉勒（咯血）、阿幽脘（消渴），外用治疗林得叮相（跌打损伤）等。

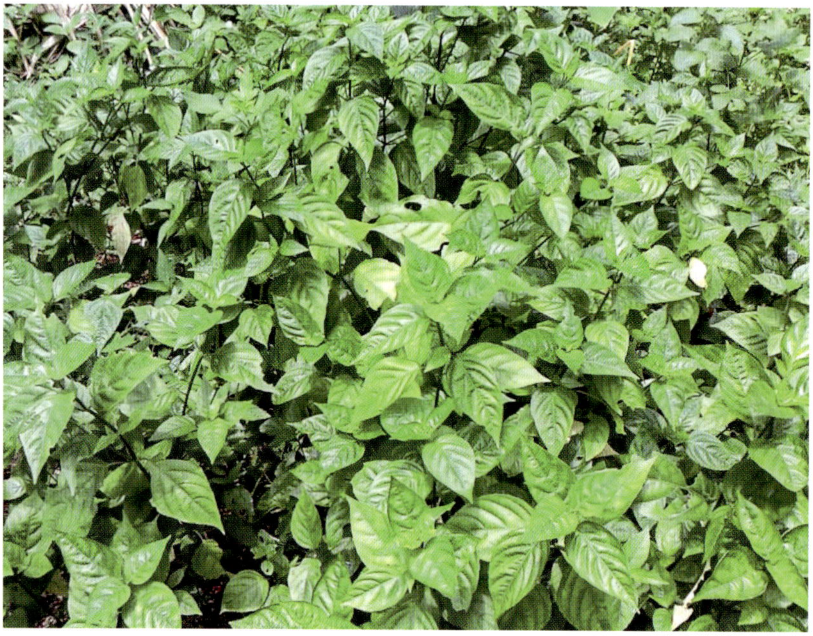

姜黄
Hinghenj（兴现）

【别名】黄姜、血三七、郁金。

【来源】为姜科植物姜黄 Curcuma longa L 的根茎。

【生长环境】喜温暖环境，生于草坡或松林边缘或阔叶疏林下。

【功效主治】

中医：破血行气、通经止痛。主治胸胁刺痛、跌打肿痛、风湿痹痛、闭经、症瘕等。

壮医：通龙路火路、散结肿。主治阿闷（胸闷）、发旺（风湿痹痛）、林得叮相（跌打损伤）、京瑟（闭经）、活邀尹（颈椎病）等。

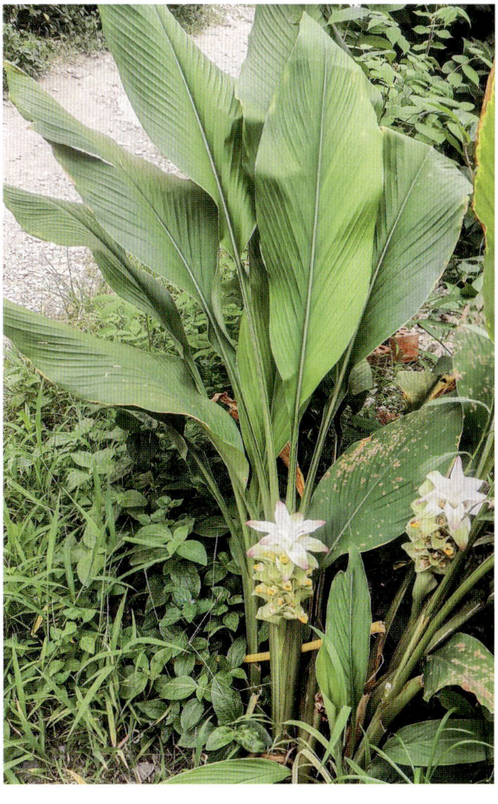

特掘拜山

很久很久以前，在大明山下的一个村子里，有个贫穷的“娅迈”[①]经常到野外挖野菜。在一个十分寒冷的冬天，她在挖野菜回来的路上，看见一条身上发光、长得很奇怪的小蛇，蜷伏在路边快死了。她很可怜它，就把小蛇捡回家烘暖，放在缸里，喂它吃东西，小蛇慢慢恢复了元气。

“娅迈”把小蛇养在家里，像对待自己的亲生儿子一样护理、养育它。小蛇逐渐长大了，“娅迈”的小缸已装不下它了，常把尾巴往外伸出去一大截儿。后因“娅迈”盖缸不小心，夹断了蛇的一小截儿尾巴，她心痛极了，马上找来锅灰，涂在小蛇的伤口上止血。从此，小蛇变成了秃尾巴的蛇。壮话把秃尾巴称作“掘”，“娅迈”于是按照壮族人的习俗给小蛇起名叫“特掘”[②]，人们按照壮族的习惯把“娅迈”叫作“乜掘”[③]。

“特掘”的尾巴虽然不再长了，但身体却越长越大，“乜掘”的茅房快给挤破了，吃的也越来越多，实在难以再养了。“乜掘”只好把它送到河里去谋生。

“特掘”走了以后，“乜掘”的门前常常会莫名其妙地出现鲜鱼和鲜果，人们都猜测是“特掘”送上门的。“乜掘”的生活慢慢富起来，成为人们崇敬的仙婆。

后来，“乜掘”年老体弱病死了，村里人刚想来为她办丧事，即见狂风大作，雷雨交加，一条金光闪闪的巨龙昂头摆尾凌空而下，把“乜掘”抬到大明山安葬了。人们于是把这座山叫“莫乜掘”[④]。

“乜掘”安葬以后，“特掘”每年农历三月初三前后都上大明山为“乜掘”扫墓。“特掘”扫墓时大明山地区就会风雨大作，电闪雷鸣。风雨过后，连绵的大明山脉到处瀑布飞泻而下，这是“特掘”为母亲高悬的白色挽幛。晚上，瀑布奔流的轰鸣声，是“特掘”在祭奠养母举行闹龙殿的仪式。

注：①壮语，即寡妇的意思；②“特”在壮语中是小伙子的意思；③“乜”在壮语中是母亲的意思；④壮语“莫”是坟墓的意思。

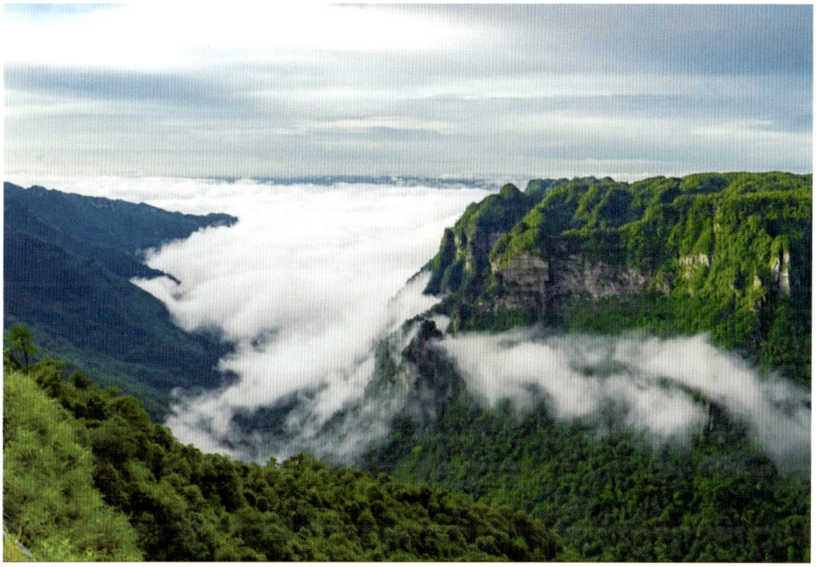

○大明山景色

编者按：《特掘拜山》这个美丽的传说，向人们述说着这样一个道理：人与自然的和谐和大自然对人类的回报是对等的。壮人认为世间万物皆有灵，灵性相通。人要善待自然，善待自己，始终和谐。壮人有句古话：人不得逆天地，人必须顺天地。这就是原始而朴素的“天地人自然观”哲学思维。这种哲学思维，使人们对大自然产生了朴素的宏观认识，并逐渐发展成为壮医“天地人三气同步”学说。

勇敢篇

“勇气，是不怕危险和困难，有胆量，不退缩。”在发生一些事的时候，需要自己挺身而出，就算再怎么害怕，也要坚持做下去。勇敢的最高境界首先是保护自己，然后通过文明的、理智的、超然的方式去感化别人、鞭策别人，抑或解除其原有的危机。否则，勇敢给人的感觉是鲁莽、悲壮或者凄美。

黄精的来历

古时候，有个土司家财万贯，家奴成群，但为人心狠手辣，视家奴如蝼蚁，任意欺压。有一次，一个名叫黄精的家奴病倒，干不了活，狠心的土司不但不给医治，还大声吼叫：“不能叫他白吃饭！”他把黄精赶出了家门。黄精被迫栖身深山老林，过着野人般的原始生活。一天，黄精在阴凉潮湿的沟边发现一株草本植物，开着一朵朵下垂、略呈伞形的黄花，在遮天蔽日的林荫下显得很耀眼。他很好奇，将它连根挖起。这植物的根呈块状，模样像红薯。黄精饥不择食，当即咬了一口，觉得不仅味甜，而且有一种特殊的芳香。此后，黄精便天天沿沟边湿地寻找，挖其根茎来充饥。久而久之，他的病居然痊愈了，而且身体也一天天强壮起来。

几年后的一天，另一个家奴进山打柴，发现一个披头散发的怪物在沟边挖什么，起初以为是“鬼怪”，便壮着胆子悄悄地躲到一棵大树后面观察。这时，“怪物”抬头抹汗，几乎和打柴的家奴打个照面，忽然他觉得对方有些面熟，便细心观察回忆，渐渐地辨认出来了。原来对方正是自己的难友黄精。大家不禁悲喜交集。两人眼泪如注，互相倾诉各自的不幸遭遇。

有一天晚上，黄精入睡不久，突然一阵急风卷来，把他惊醒，他以为猛虎扑到身边，便使出“飞升”之力，跃到树上。可定神环顾四周，并不见老虎的影子，只是一场虚惊。黄精由于吃了前面所讲的那棵植物的块根，爬树攀藤，飞崖走壁，胜似猿猴。这事不胫而走，传到了土司的耳里。贪婪的土司以为黄精在山中服了灵芝仙草，不仅能够起死回生，而且可以长生不老，便不惜兴师动众，亲自带领家丁疯狂搜山，妄图抓回黄精。他们像一群恶狼，昼夜不停地搜了七七四十九座山，窜了七七四十九条沟，终于在幽谷深处发现了黄精。黄精拼命逃跑，家丁死命紧追。黄精跑到一座山脚下，无路可走。土司以为稳操胜券，只顾仰天狂笑。不料笑声未落，黄精就像猴子一样飞身上悬崖，翻山而去，跑得无踪无影了。

从此，这里的壮、汉、瑶各族穷苦的山民，每到青黄不接的荒月，都挖救过黄精一命的这种植物的块根充饥，并起名叫“救饥草”。它的功效主要是补血、补气，后来被人们誉为“南药的双补大王”。后人为了纪念这位黄精，把“救饥草”改名为“黄精”，并一直沿用至今。

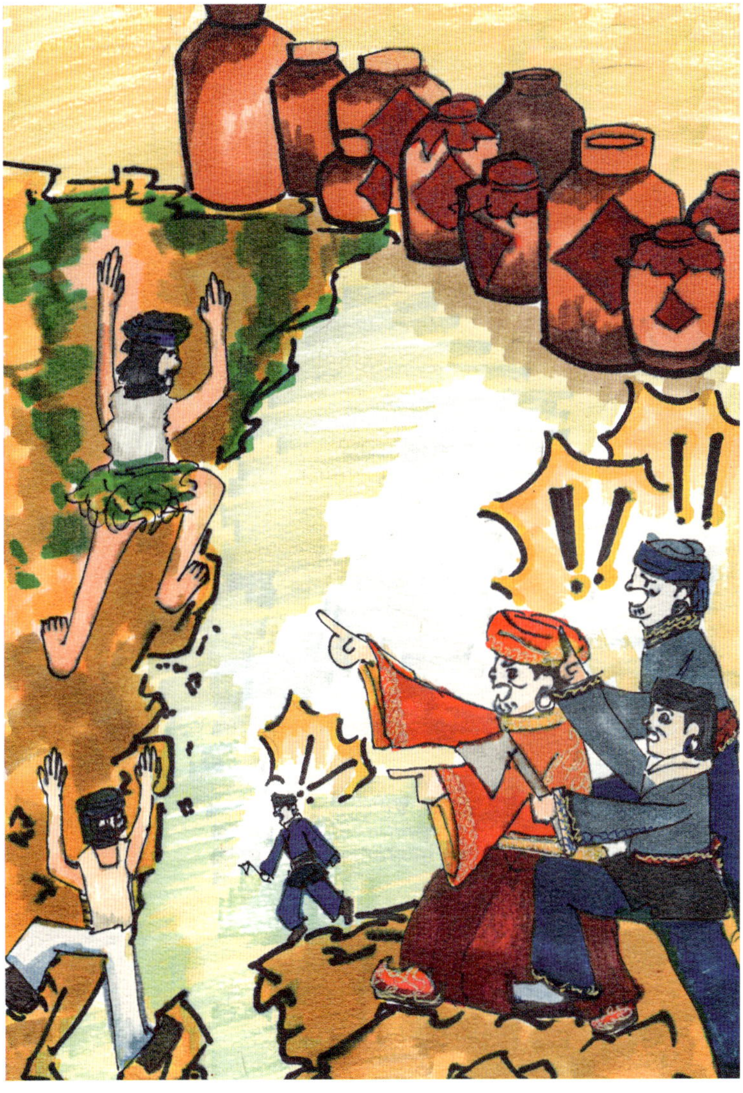

黄精
Ginghsw（京四）

【别名】多花黄精、南黄精、山姜、老虎姜、野生姜。

【来源】为百合科植物黄精 Polygonatumsibiricum Red.、滇黄精 Polygonatum kingianunColl,et Hemsl.、多花黄精 Polygonatum cyrtonema Hua 的根茎。

【生长环境】生于林下、灌丛或山坡阴处。

【功能主治】

中医：补脾润肺、养肝、解毒消痈。主治阴虚肺燥、脾胃虚弱、咳嗽咽干、头晕目眩、肝阳上亢、疮痈肿痛等。

壮医：滋补阴液，润肺补血，强壮筋骨。主治钵痨（肺痨），唉勒（咯血），病后血虚，发旺（风湿骨痛），阿幽腙（消渴），血压嗓（高血压病）。

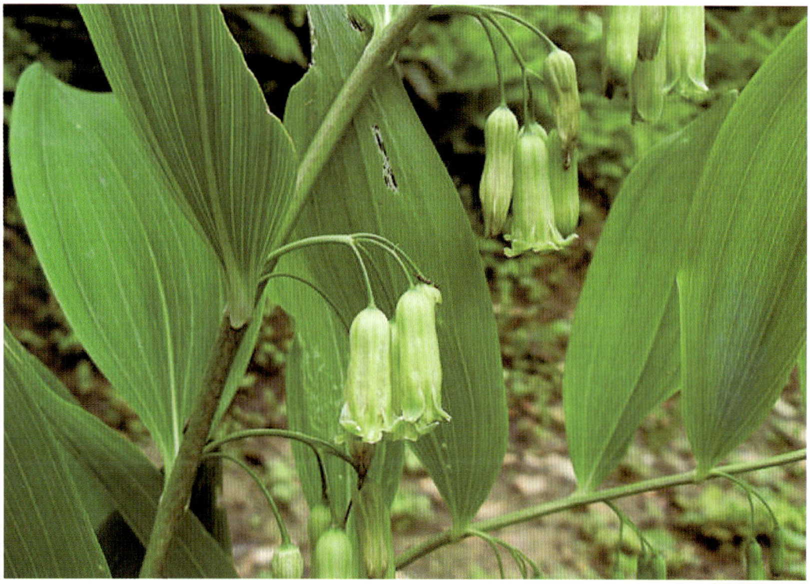

○多花黄精

"弥马节"的由来

农历正月是壮族一年中节日气息最浓、最热闹、最丰盛、最快乐的节日，从初一至月末都沉浸在节日的气氛之中。在壮族地区还有一个习俗，正月末为"弥马节"，这就是壮族群众所谓的节头节尾。正是："正月初一闹新春，初二初三串娘家；初十前来待友人，十五元宵闹花灯；到了月末弥马节，同庆节头和节尾。"

关于"弥马节"，相传还有一个有趣的故事呢！

北宋时期，依智高率领的部队因忙于军务而没有时间来春节。待打完仗，部队正待休整时，春节已过了。这时正是农历正月二十九，粮食已所剩无几。为了鼓舞将士们的斗志，激励将士们抗敌的勇气，提高部队的战斗力，依智高下令，定农历正月三十日为庆功日，以此来弥补因打仗而误过的春节。由于粮食太少，便号召将士们采摘野菜，掺和一些糯米来做成"弥马"糍粑，称为"弥马节"。

随着时光的流逝，人们对吃的方面越来越讲究。如今人们所做的"弥马"，主要材料大多取于田野里的"鼠曲草"，壮语称为"诺马"；另一种则是生长在山上的植物，壮语称之为"压肥"和"压瘦"。将上述植物与糯米一起混合磨粉后做成"弥马"。后来，壮族人民便将正月三十日定为"弥马节"。

鼠曲草
Loeggoeknou（笼共耨）

【别名】鼠麹草、白头翁、田艾、白头艾、清明草、水蒿、三月艾。

【来源】为菊科植物鼠曲草 Gnaphalium affine D.Don 的全草。

【生长环境】生于田埂、荒地、路旁。

【功效主治】

中医：祛风除湿、化痰止咳、解毒。主治风湿痹痛、咳喘痰多、水肿、泄泻、赤白带下、阴囊湿痒、荨麻疹、痈肿疔疮、高血压等。

壮医：调气道谷道、利水道、除湿毒、祛风毒、止痒、止咳嗽。主治埃病（咳嗽），比耐来（咳痰），墨病（哮喘），得凉（感冒），笨浮（水肿），白冻（泄泻），血压嗓（高血压病），诺吟尹（筋骨疼痛），隆白呆（带下病），呗农（痈疮），发旺（痹病），能啥能累（湿疹）。

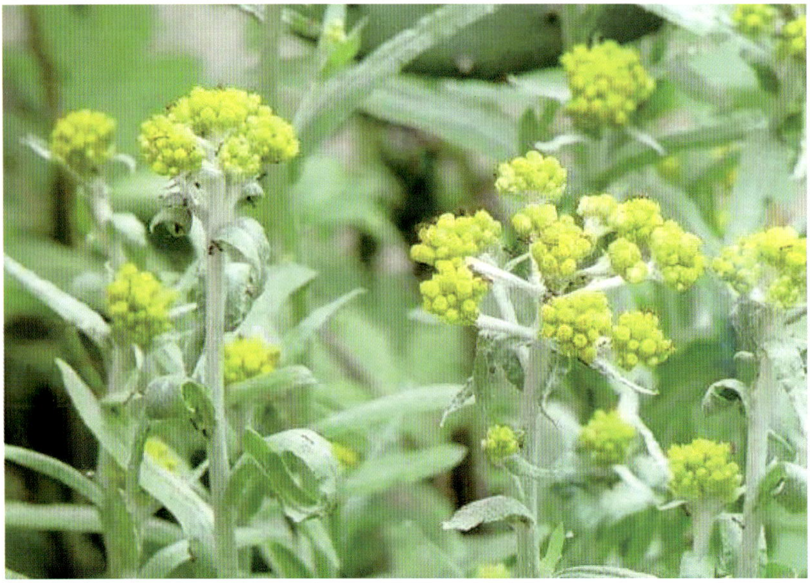

妈勒访天边

相传，古时候的人瞭望苍天，望见天就像一个锅头一样盖着大地。于是大家都说，天一定有个边的。谁都想去看看天边，看它到底是怎么样的。

有一天，人们聚集在一块，商讨去寻找天边的事情。老老少少，男男女女都来了。让谁去呢？每个人都摆出自己的理由来。

老年人说："我们年纪大了，别的重活我们干不得了，但路还是可以走的。"他们要求让他们去访天边。

年轻人说："我们年轻力壮，不怕山高水深，不怕毒蛇猛兽，什么困难也吓不倒我们。"他们说给他们去访天边最为合适。

小孩子说："天边离得很远很远，说不定要走三十年，四十年，五十年，甚至八九十年，才能走到。"他们说他们现在刚好十几岁，走到八九十岁，一定能走到天边。

小孩子说得有理。于是，大家赞同给小孩子去访天边。正在这时候，有一位年轻的孕妇站出来，说："给我去最合适，我年纪还轻，可以走五六十年，到那时候还走不到天边，我生下的孩子，他可以继续向前走。"

她这么一说，人们都认为她的理由比小孩子的理由充分。这样，人们就同意给这位年轻的孕妇去寻找天边。

第二天，太阳刚升起的时候，她就离开自己的家乡，向人们告别，朝着东方走去了。

临走的时候，男女老少都来到村边送行。有的送衣物，有的送干粮，有的把最利的刀子送给她途中作护身。

孕妇走远了，人们又欢喜，又难过。欢喜的是，这次人们可知道天边到底是怎么个样子了。难过的是，天边离得这么远，什么时候访到天边才转回来呢！想着想着，不禁流下眼泪来了。

孕妇一直朝着东边行走。不知走了多少天，后来生下一个男孩子。这个娃仔一生下来就哇哇啼哭，长的很结实。她带着自己的孩子，继续朝着东边走去。

母子一路走着走着，太阳升落不知多少回，月亮圆缺不知多少次了。母子俩走过了许许多多高山峻岭，涉过了许许多多大江小河，穿过了许许多多莽莽苍苍、荒无人烟的森林。一路上，还和许多毒蛇猛兽搏斗。

母子沿路经过许多村子，每经过一个地方，人们都盘问。当人们知道母子不怕重重艰难，为的是要去寻找天边，谁都深受感动。于是，大家都帮助他们解决途中的困难，鼓励他们坚持下去，为人们找到天边。

母子不辜负人们的期望，向大家表示：一定要把天边找到。

母子俩一直走了几十年，天边，还是没有找到。妈妈头发已经雪白，走不动了，人们劝她留下来。劝得多了，她才不得不留下，叫儿子继续向前走。

母子分离的时候，儿子满怀信心地说：

“妈呀，我要走完你没有走完的路，一直到把天边找到！”

说完，他一个人又继续向前走了。

编者按：壮医学认为，人类是大自然进化的产物，也就是天地之气交互感应而来的生物。人要保持健康的生理状态，不仅自身各部分的结构功能要协调一致，而且必须与天地之气运行保持协调同步的关系，这就是具有鲜明民族特色的壮医天地人三气同步理论，其理论来源于壮族对宇宙起源的认识。

“天”的基本含义包括人类生存范围（地球）以外的空间（天空）、宇宙空间，其中存在大量人类目前无法认识的大自然的奥秘，寄托了人类对美好生活的期盼，“天”是中华传统文化和壮族传统文化信仰的一个核心。“妈勒访天边”通过讲述壮族先民不畏艰难险阻去寻访天边，表达了壮族人民探索自然，勇于进取，追求美好生活的精神。

金 银 花

在古时候，山上住着一位瑶族姑娘，名叫盘银。她十七岁时失去双亲，独自一人靠打猎为生，练出了一手好枪法。

有一天，盘银正在寻猎野兽，突然听到人兽相搏的声音。她赶上前去，见一个壮族后生，正挥刀跟一头猛虎搏斗。他的衣服已经被虎爪抓烂，手被虎牙咬伤，已经招架不住了。他步步后退，突然被一根野藤绊倒，手中的柴刀甩出一丈多远。老虎大吼一声，前腿腾空，张开血盆大口向他扑去。在这危急关头，盘银举枪射击。“叭”的一声，子弹从猛虎的右眼进，左耳出。它立刻倒地，吼一声，滚几滚，不久便死了。

壮族后生弄不清是怎么回事，急忙爬起来就跑，却撞上了一个人。那人把他抓住，说：“莫跑！老虎已经被打死了，还跑什么？”青年定睛一看，是一位拿枪挂刀的瑶族姑娘。她中等个子，身体结实，美貌超群。不用细说，她就是搭救自己的恩人。后生急忙向瑶族姑娘叩头道谢。

瑶族姑娘把后生扶起，见他虽然穿得破破烂烂，但个子高大结实，是百里挑一的美男子，就笑着说：“都是自己人，何必谢呢？”接着，介绍自己：“我叫盘银。请问你叫什么？”壮族后生告诉她：自己叫特金，孤苦伶仃，无依无靠。从小给财主当长工，过着牛马不如的生活。今天身体不舒服，但财主硬要他上山打柴，谁知碰到猛虎。要不是盘银搭救，自己性命难保。

盘银也把自己的身世告诉特金。两人越说越知心，越谈越互相同情。盘银带特金到她住的岩洞里，用草药给他敷伤口，煮饭菜给他吃。

盘银对特金说：“我们是一根藤上的两朵花，相同的苦命已

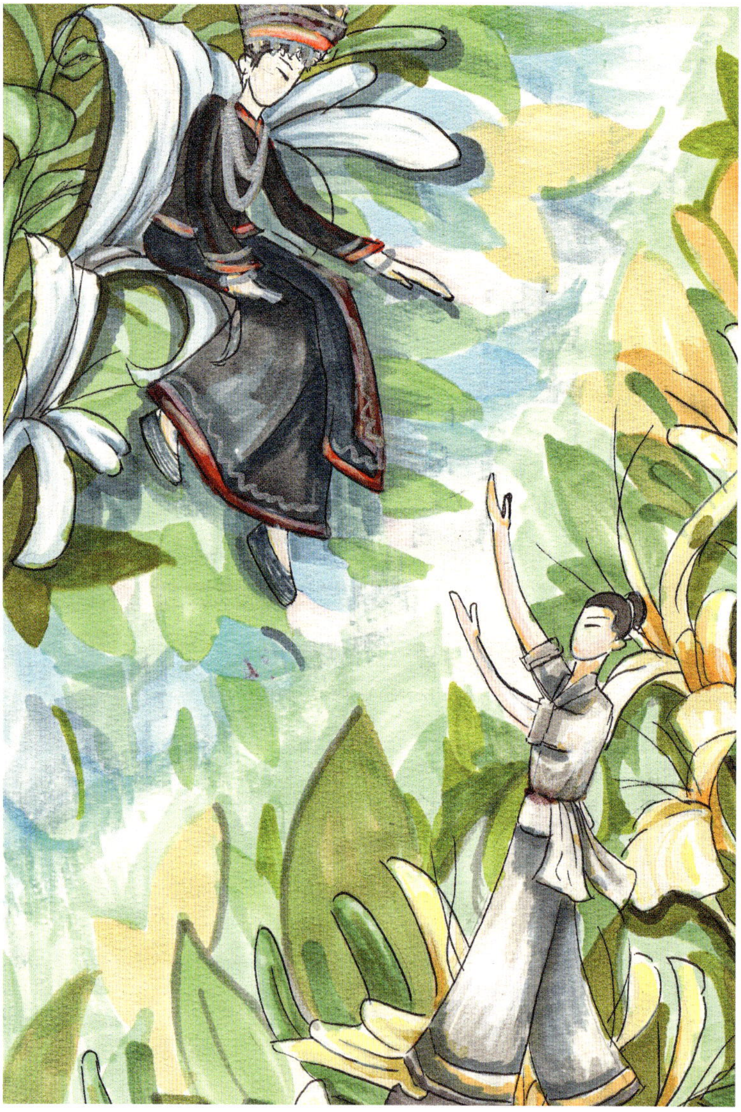

经把我们连在一起了。如果你不嫌我丑，就留在我这里，我们合做一家吧！”

特金听后，脸红到了耳根，话也不说，就点头同意了。

盘银和特金结婚后，一起打猎、开荒、种地。夫妻俩勤勤恳恳，恩恩爱爱，生活过得十分甜蜜。

特金娶了一个漂亮的瑶族姑娘，传到财主耳里。一天，财主带领一帮打手上山来，要打死特金，把盘银抢走。特金和盘银奋勇抵抗。特金拿猎枪，盘银拿弓箭。他们把财主的打手打死了好几个。眼看子弹和箭头快用完了，盘银对特金说：“子弹和箭头一完，我们就要落入财主手心。好汉不吃眼前亏，你快撤退吧！我来掩护你。”

特金说：“不！我是男子汉，我死也不能让你落在后面。我是你的丈夫，还是我来掩护，你快走吧！”

两人正说话间，特金突然中弹身亡。盘银把眼泪往肚里咽，连续打死几个打手。直到弹尽箭绝，她便把尖刀刺进自己的胸口。

特金和盘银去世后，山下的乡亲们把他俩合葬在一起。第二年夏天，在他们的坟墓上，开出一种奇特的花，同一条藤上开出的花朵，有的黄色，像金；有的白色，像银。乡亲们都说，这是特金和盘银的化身，黄花是特金，白花是盘银。因为他们感情深，永远不分离，所以死后化为花朵也要共一条藤，称它为金银花。

后来，金银花越发越多，整个桂西山区到处都有。

金银花
Ngaenxva（恩华）

【别名】忍冬、银花、双花、二花。

【来源】为忍冬科植物忍冬 Lonicera japonica Thunb. 的花蕾及初开的花。

【生长环境】生于山坡疏林中、灌木丛中、村寨旁、路边等。

【功效主治】

中医：清热解毒、凉散风热。主治风热感冒、温病发热、痈肿疔疮、喉痹、热毒血痢、丹毒等。

壮医：解痧毒、清热毒、除湿毒。主治呗农（痈疮肿毒），货烟妈（咽喉肿痛），呗奴（瘰疬），鼠疮，啼痧（痧症），阿意咪（痢疾）。

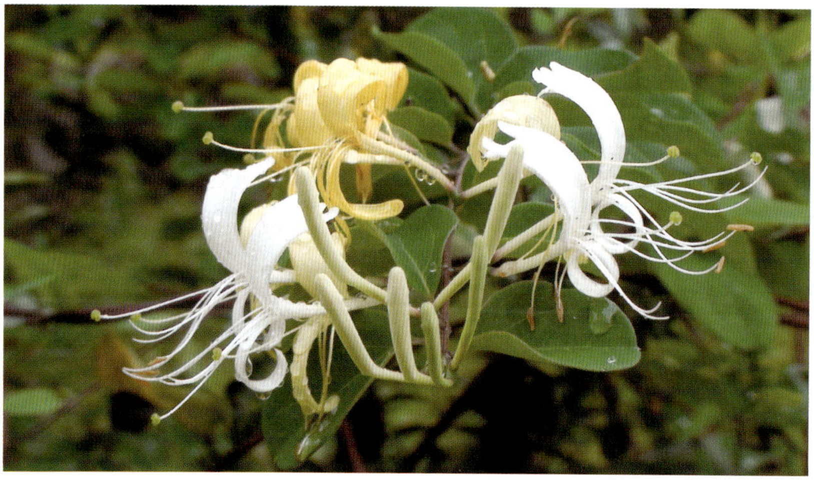

爱情篇

爱情故事和其他民间传说故事都是壮族民间文化的一个重要组成部分，对广大壮族先民的生活有着深刻的影响。本篇收集的爱情故事在壮族民间流传广泛，反映了壮族人民对真挚感情的认可。故事里包含的一些壮医药知识，也从侧面说明了壮医药知识来源于生活，是古代壮族先民长期防病治病实践经验的积累。

打鱼结良缘

清乾隆年间，广西武缘县（今南宁市武鸣区）有个贫苦孤儿叫韦达基，他八岁时成了孤儿，多亏隔壁邻舍相助，才度过了苦难的童年。长到二十岁时，韦达基练就了一套打鱼的本领，成为当地闻名的打鱼能手。

一天，他顺水而下，沿河来到布猫村，正想撒网捕鱼。突然，对岸传来了“救命”的喊声。他定睛一看，一位姑娘正在河中一沉一浮，还有几件衣服顺水漂流着。他纵身跳下水，把姑娘救上岸来。休息了一会，姑娘突然跳起，卷起裤筒，尖叫着往那雪白的大腿上又拍又搓。达基一看，原来是一只蚂蟥。他往手上吐了一口唾沫，往蚂蟥身上一揉又一拉，把蚂蟥拔了出来。血从姑娘的大腿流出，他往四周一看，就走过去摘了一根血见愁，在口中嚼了嚼，将草渣敷到伤口上，血就止住了。姑娘感激地看着他。

达基被看得不好意思，脸红耳朵发热。

打这以后，达基总爱到这段河打鱼。可是，他打鱼的本领不知哪里去了，不是下网太迟鱼儿跑了，就是举着网傻呆呆地站着。他被对岸姑娘的美貌迷住了。

姑娘也不例外，她天天都来洗衣。有时愣愣地望着对岸那英俊的渔夫，连衣服也忘记洗了。

春去秋来，两人的感情日益加深。达基大胆地向姑娘求婚。姑娘感到自己是世上最幸福的人了，激动得说不出话来。当达基从姑娘的口中知道她就是布猫村大富豪家龚财主的三女儿龚丝时，吓了一跳，连忙说：“我不配，我不配。”姑娘的心都要碎了，伤心地哭。达基觉得她不嫌弃自己贫苦，两人真心相爱，于是就

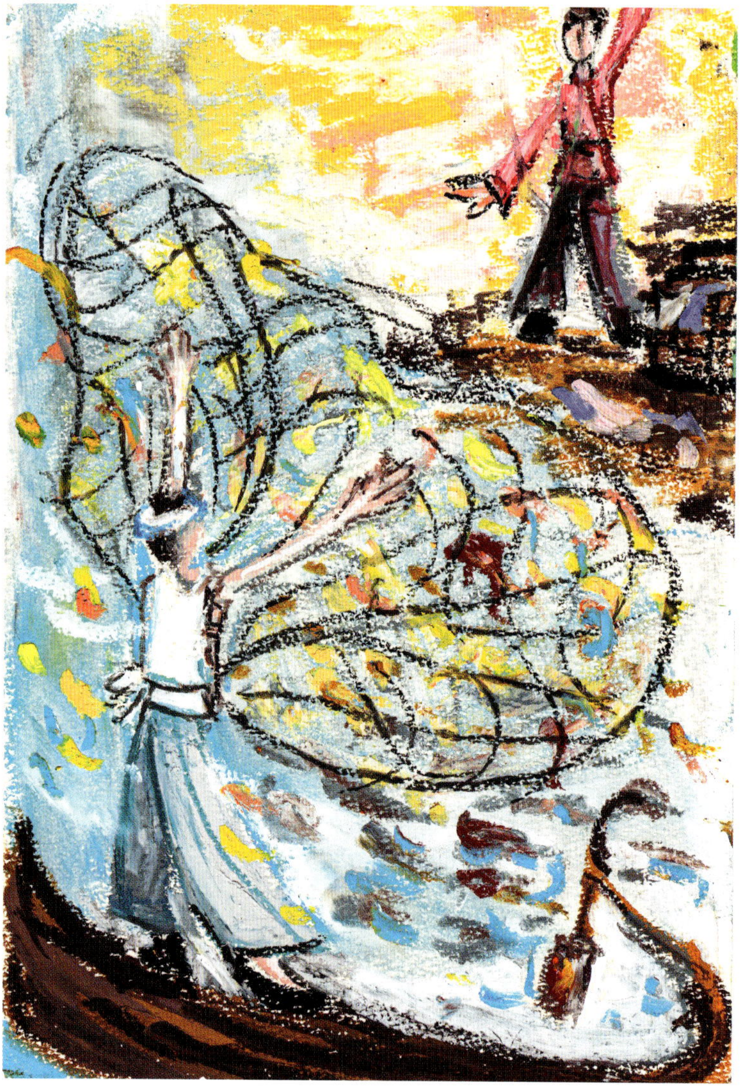

托人上门求亲。

恶狗憎恨叫花子，财主憎恨贫苦人。一个贫穷的孤儿向富家小姐求婚，在富家人的眼里，简直是癞蛤蟆想吃天鹅肉。财主发火了，把求亲的人赶出门去。

求亲的人哭丧着脸回来了。达基自有心计，他亲自上了龚财主的门。

“你都不看看你的穷酸相，别弄脏了我的家门！”龚财主见到达基就骂道。达基说：“你不让龚丝跟我成亲，你会后悔的。”“金凤凰落到贱狗窝，那才后悔呢！”财主说。

达基一本正经地说：“我老实告诉你，龚丝已有四个月的身孕，难道叫她在你家生下来，给人叫小孩野仔不成？这事弄不好，你大户人家可没门面啰！”达基说完就大步地走开了。

这可把龚财主急坏了。他逼问龚丝可曾有此事。龚丝怨恨父亲嫌贫爱富，阻拦自己的婚事。本来没有那一回事，却默默地点了头。龚财主两眼瞪得像铜铃一样大，一气之下，把龚丝赶出家门。

龚丝只身来到韦朗村。达基请来左邻右舍和村中父老见证他与龚丝和和美美地成亲。婚后，他们相亲相爱地度过了四十个春秋，这是后话。

却说龚丝过门三年后，才生下了第一个孩子。龚财主大叫上了韦达基的当，说：“共纸[①]了，共纸了！”龚财主一方面说自己愚蠢，受骗上当，一方面骂韦达基这愚笨之辈，做出这等下贱的事来。他给达基安个花名叫作“共纸姑爷”，还赌气说不认他这一门亲事。后来，村里村外的人议论多了，龚财主感到面子不好过，只好承认韦达基这个穷女婿。于是，人们慢慢地称韦达基为龚氏姑爷了。

日子长了，韦达基这名字已经被人们遗忘，后世人家已不知龚氏姑爷原名叫韦达基了。

注：①共纸：壮话中就是笨蠢的意思。

血见愁
Haznajnyaeuq（哈那由）

【别名】山藿香、皱面草、血芙蓉、野藿香、野薄荷、假紫苏、野苏麻、消炎草、四方草。

【来源】为唇形科植物血见愁 Teucrium viscidum BL. 的全草。

【生长环境】生于荒坡、田边、山谷半荫草丛中。

【功效主治】

中医：凉血止血、解毒消肿。主治吐血、咯血、衄血、肺痈、痔疮肿痛、痈疽肿毒、漆疮、脚癣、跌打损伤、狂犬咬伤、毒蛇咬伤等。

壮医：通龙路、止血、消肿痛。主治林得叮相（跌打损伤）、鹿勒（吐血）、埃勒（咳血）、渗勒（衄血）、呗农（疮疡）、仲嘿喯尹（痔疮）、痂（癣）、犸哈（狂犬咬伤）、额哈（毒蛇咬伤）等。

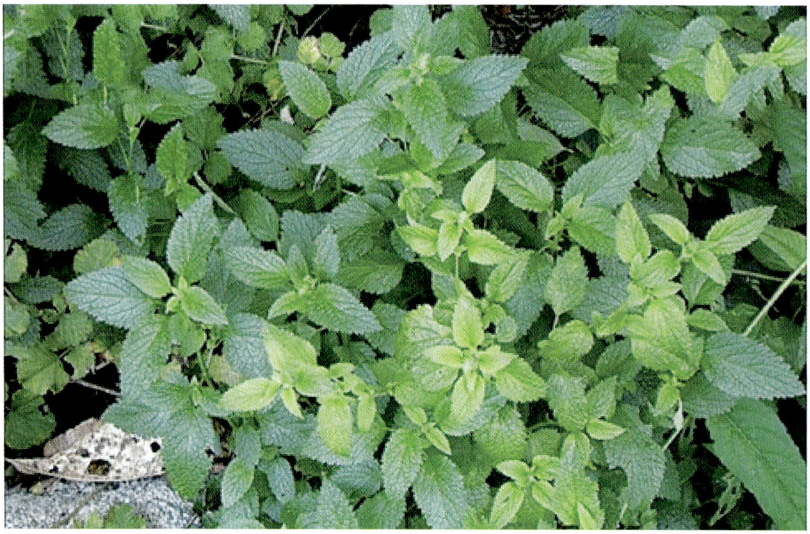

夫妻树的传说

广西田东县莲花山的腹地有一个叫上心的小山村，村的北面有两棵相对而长的古树。两棵树长在村口的一处平地上，相距30米，树枝相向而长，左边的一棵树围是10.9米，右边的一棵树围稍大，有11.6米。村民说，这是夫妻树。

相传远古时，该屯有一对恩爱夫妻，男的叫山，女的叫婉。男的以采药卖药和给人看病为生，是远近闻名的药师，女的在家操持家务。

有一天，男的上山采药，回家途中路过一处叫平坡的地方，看到两个人在一块石头上下棋。药师是一位棋迷，他放下背上的药筐，驻足在一旁观战。药师心想，看他俩下完一盘再回家也不迟。药师是一个自制力很强的人，看完两位棋手下完一盘后，在棋手摆开第二盘棋子时，他背起药筐就下山回家了。

却说药师的妻子在家，按他们以往的习惯，在估摸丈夫回家的时候，做好了饭菜，等待丈夫回家一起吃晚饭。可是等来等去，一直到天黑也不见丈夫回家。以往药师上山采药，因路途远，或顺路去看个病人什么的，两三天才回家也是常有的。因此妻子也不着急，独自吃过晚饭，收拾好东西就睡了。

第二天，第三天，仍不见丈夫回家，妻子有些急了，但也不知道怎么办，只好在家干等着。到了第四天，男人仍没有回家，妻子就登门求村里的男人帮忙上山找一找。村民都很热心，所有成年男子纷纷放下手中的活上山找人。但莲花山实在是太大了，到处都是茂密的森林，村民找了三天三夜，也不见药师的踪迹，只好回家安慰药师的妻子。

丈夫不见了，妻子在家哭了三天三夜。之后妻子到村口烧了

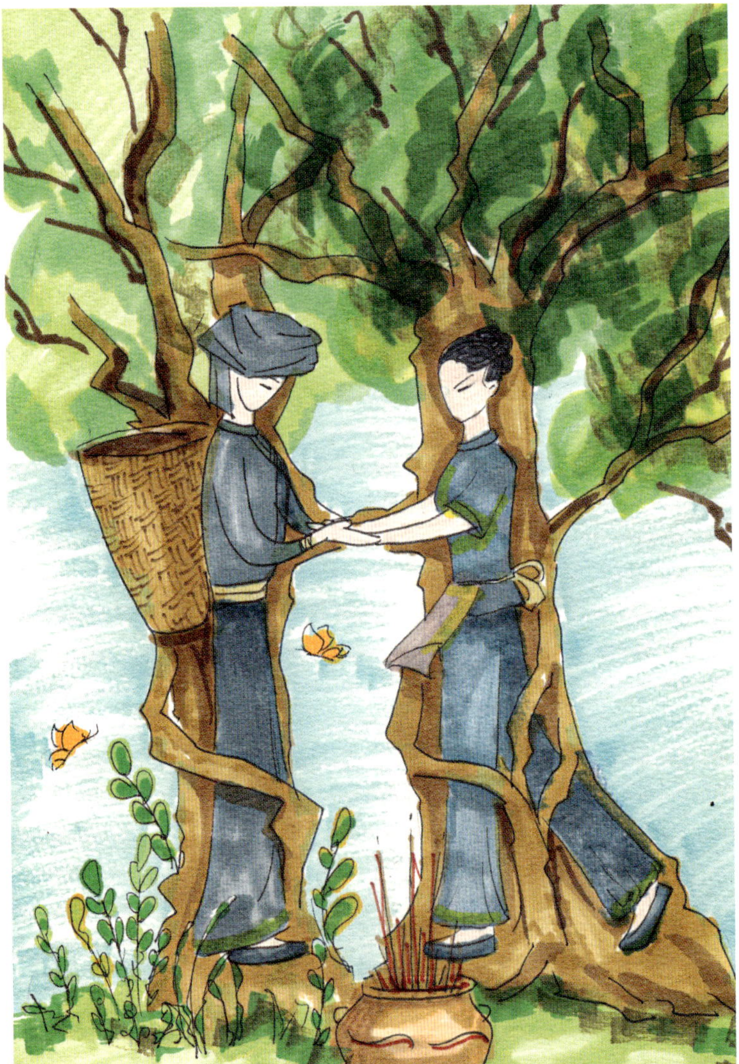

三炷香，祈求上苍保佑丈夫能平安归来。虽然大家一致认为药师肯定出了什么意外，但妻子仍坚信丈夫还活着，有一天还会背着满满一筐药材回家。

就这样，妻子每天早晚两次到村口烧香祈求。慢慢地，村里的女人们在每月的初一、十五，也会到村口陪药师的妻子点一炷香。并说一些安慰的话。几年后，女人们焚香的地方，留下的香骨堆有一尺多高。

到了第二十年，香骨堆已经有一人多高。有一天，村民不见妻子来烧香，大家都有些奇怪，但各人都有自己的活儿，无法顾及她。后来连续好几天都不见药师妻子来烧香，族长就派人到药师妻子家看看。她家收拾得干干净净，人却不见。

从此药师妻子不见了踪迹。

第二年春天，在村口的香骨堆里，长出了一棵树。这树长得很快，才一年就长有几丈高，村民都感到奇怪，整天议论这棵奇树。有人就说这棵树其实就是那个失踪的妻子变的。于是村里的女人们就在每月初一、十五到村口为这棵树点香，并把这棵树命名为“婉树”。

一百年过去了，这棵叫“婉”的树长成了一棵真正的大树，村里的人也换了两三茬，后来的人已经忘记了那个等待丈夫回家的妻子，只有女人们仍在每月初一、十五到树下焚香，祈求树神保佑自家老小平安健康。

有一天，村里来了一个奇怪的男人，男人穿着的服饰，村里人从未见过，说一口似是而非的当地话。男人向人们打听一个叫“婉”的女人，村民找来几个不同年龄，都叫“婉”的女人，但男人都摇头说不是。后来有人请出村里最年长的、已经 95 岁的老太公。老太公和男人就坐在婉树下交谈。男人说自己是村中某某家的男人，昨天上山采药，因半路观棋所以回家迟了一些。老太公是一个聪明的人，他立刻想起了小时候从大人那里听到的故事。他疑惑地问道：“你就是那个叫‘山’的药师？”男人说：“是。”

老太公于是就向男人说了一百年来村里的种种变化，男人却听得似懂非懂，最后问老太公：“你是说我的妻子已经死了几十年了，还变成了这棵树？我不是上山才一天吗？”

得到肯定的回答后，男人立刻抱着婉树大哭起来，村民们都陪着这个伤心的男人落泪。

哭了一会儿，男人抹干眼泪，卸下背上的药筐，随手一甩，药筐落地的刹那，村口腾起了一股紫雾，把村庄和村人都罩住了。

等雾气微尽，村民们发现那个男人不见了，而药筐落下的地方却长出一棵与婉树一模一样的大树，只是这后长的树比婉树小一些。

后来，村民们就把这两棵树叫作夫妻树。

现在，左边那棵树，寄生了许多可以药用的植物，其中最多的一种叫金灯藤。

金灯藤
Gaeungezbwn（勾约盆）

【别名】无根藤、丝子藤、大菟丝子。

【来源】为旋花科植物金灯藤 Cuscuta japonica Choisy 的全草。

【生境分布】寄生于草本或灌木上。广西各地均有分布，我国其他省区也有分布。

【功效主治】

中医：清热解毒、健脾利湿、凉血止血。主治目赤肿痛、咽喉肿痛、痱子、吐血、衄血、血崩、便血、淋浊、带下、黄疸、痢疾、便溏、痈疽肿毒等。

壮医：调龙路、利水道、补肾虚、补阳虚、止血。主治腰膝酸软、耳鸣、嗒叮（目赤肿痛）、货咽妈（咽喉肿痛）、鹿勒（吐血）、阿意勒（便血）、隆白呆（带下）、能蚌（黄疸）、幽扭（淋证）、阿意咪（痢疾）、呗叮（疔疮）、痱子等。

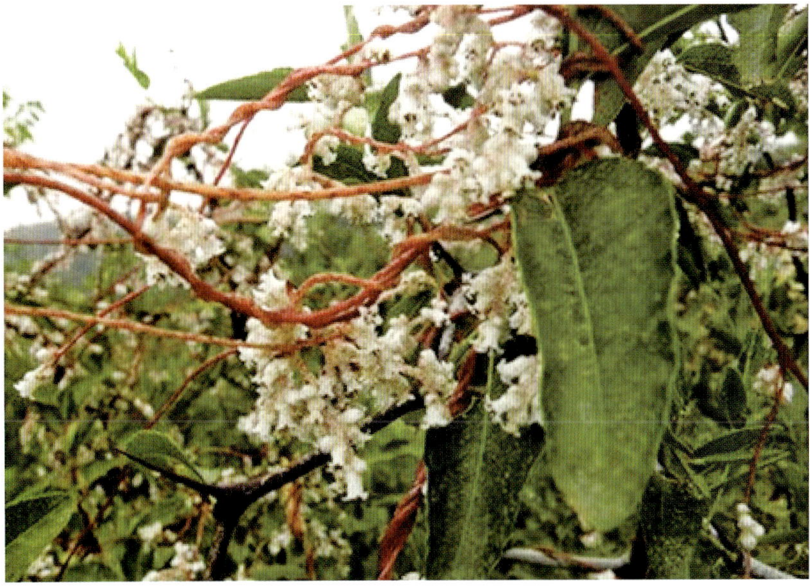

覃秀和田七妹

三七，是人间的灵丹妙药。许多病只要吃上一点三七，都能治好。传说三七本是天家神药。是谁带到人间来的呢？这是一个神奇的故事。

很久很久以前，老君山下有一间竹瓦盖的楼房。楼下关牛、关马，楼上住着一家三口：阿爹、阿妈和儿子覃秀。覃秀满十八岁时，长得很英俊，而且又聪明又能干。只要他背着弓箭上山，遇着虎，虎就逃不脱；碰着鹰，鹰就飞不了。他从小跟阿爹学犁、学耙，跟阿妈学种、学收，凡是庄稼活，没有哪样做不好。

一天，阿爹得了筋骨病，不几天就瘫了，整天躺在床上。没隔了几天，阿妈又被刀砍伤，流了很多血，伤口一天比一天烂得大。覃秀什么药都找来给阿爹、阿妈吃，但是不见好转，他心里非常焦急。

转眼就到六郎节[①]，爹妈的病仍然没有好。这天清早，覃秀学着阿妈往年做花饭的方法，把染了红、黄、绿、紫、蓝、黑色的糯米加上白色糯米，一起放在甑子里蒸。第一次做花饭，他以为做得不好，谁知蒸熟舀出来，颜色特别鲜艳，香气特别浓烈，味道特别鲜美。奇怪的是七色糯米刚搅拌在一起，各种颜色的米粒就一齐跳动起来，变成了一对五彩凤凰。活灵活现的，看得见，摸得着，赶不跑。更奇怪的是将花饭分成两簸箕，凤凰就变成两对，分成十簸箕，又变成十对。舀了两碗，每碗面上又各有一对凤凰。他端着走到床前，一碗递给阿爹，一碗递给阿妈，叫他俩看。两老看了一阵，乐滋滋地说："阿秀哩，凤凰呈祥，有喜事来了！"

覃秀苦苦一笑，回答说："有哪样喜呢？你们病着，真的有喜也笑不出来。别的我不想，只希望你们早点病愈。”

太阳出来了，覃秀在晒台②上铺了一床簟席，把剩下的花糯饭抬来，摊开了晒干，等以后想吃时再拿来蒸。簟席大，花饭摊得开，变出来的那对凤凰就更大了。

这对凤凰不仅美丽，还能跳舞呢！覃秀围着簟席，转到东，凤凰舞到东，转到西，凤凰又舞到西。一左一右，一前一后，一起一落，舞得团团转！他转得越快，凤凰也舞得越快。他越看越有趣，不禁咧着嘴哈哈大笑起来。

谁知他刚笑，炸雷就响了。他笑一声，天上响一个炸雷；他笑两声，天上响两个炸雷。接着就下雨了。又听到“喳”的一声，一只田鸡随着雨点落到了簟席上。

田鸡蹲在簟席中，接连拣了七颗七色糯米饭吃了，向凤凰点点头，凤凰就突然不见了。

覃秀以为是妖怪，转身冲进家，取了弓箭，拉满弓，鼓足力，对着田鸡，连续射了三七二十一箭。但是不管覃秀怎样射田鸡依然蹲着不动。每一箭射来，它都用嘴轻轻接住，一支一支地放在簟席上。

箭射完了，不能把田鸡杀死，他又去拿宝刀。当他拿了刀从房里跨到晒台上，看见箭整整齐齐地按照原样放在那里，田鸡不见了，有个如花似朵的壮家姑娘，笑盈盈地站在簟席边。见了他说：“阿哥，你箭法真棒呀！我若不是仙人，早被你杀死了啦！”

覃秀像木头一般愣住了，半天才挤出一个字：“你？”

姑娘一笑，说：“我？放心，我不是妖精，是天上的七仙女。”

“那……那只田鸡呢？”

她抖了抖手中的田鸡皮，说：“它变成我了。”

“啊？”覃秀惊得目瞪口呆。

姑娘说：“不相信吗？”覃秀没有说相信，也没有说不相信，还是像木头一样站着。

姑娘将田鸡皮向空中一抛，霎时一个漂漂亮亮的姑娘，又变成田鸡了。田鸡说：“这下你相信了吧！实情告诉你，我真的是七仙女。一天，我到南天门游玩，听见人间有哭声、呻吟声。我是个心软的人，不听见还好，一听见心里就难过，就变成一只天鹅飞到人间来看。才知道你阿爹、阿妈生了病，躺在床上呻吟。我想起人间没有好药治病，飞回天上，冒着危险悄悄把太上老君的一棵神药丢下人间来了。”

“那药能治我爹、我娘的病吗？”

“能。后来，太上老君知道我偷了他的药，去禀告了王母娘娘，王母娘娘说我犯了天规，将我贬到人间为田鸡了。”

覃秀说：“你的心太好了。你就变成人吧，变成人挨我家一同住。壮家有姓田的，你又是七妹，我就叫你田七妹。”

田鸡说：“只可惜我现在还不能变成人。”

“刚才你不是变成人了吗？”

“那只是暂时的，不长久。不过，要我永远变成人也不难。只要你能找到我丢下来的那棵神药。把药给阿爹、阿妈吃了，病会马上好；我吃了，就能……”

听到这里，覃秀就明白了，马上打断田七妹的话，问“那药叫什么？”

田七妹答：“太上老君叫‘山中之奇’，我们姊妹简称它‘三七’。”

“什么形状？”

“这棵药有点异样，三枝七叶，像把伞，顶端有一百多颗红籽，缀成一个圆盘形。”

“你丢在哪里？”

“当时，我是朝着你家丢的。因心里慌，手发抖，不小心，就丢歪了。”

“落到哪里？”

“落在老君山顶。”

覃秀听了，跺着脚，拍着巴掌，惊叫：“唉呀，糟了！老君山又高又大。上山，能人要七七四十九天，笨人要九九八十一天；下山，能人要五五二十五天，笨人要六六三十六天。这还不算山上豺狼虎豹成群，即使是能人，也没办法去采！”

爹妈躺在床上，覃秀和田七妹的话全听到了。这时，阿爹插话说：“田七妹虽然是仙人，为了解除人间病痛，连死都不顾，才把三七丢到人间来。你还怕什么？”

覃秀将头转向屋内，对阿爹说：“阿爹，我打死的豺狼虎豹也不知有多少，一家人吃不完，做成的干巴[③]都有几百块，我还怕什么嘛！但野兽太多，有天大的本事，恐怕也不行。”

阿爹说：“人的力气没有野兽大，胜它们主要靠方法。”

“什么方法？”

“我听你爷爷讲，老君山上的野兽，太阳出来时，下山四散找食吃；太阳偏坡时，才聚集到老君山顶。你乘太阳没当顶时上山，太阳当顶时下山，不就行了吗！”

覃秀听了阿爹的话，觉得很对，就说：“阿爹，阿妈，田七妹，拼了这条命我也要把三七挖下山来。”

阿妈说：“阿秀，小心点，早去早回，免得妈挂心。”

覃秀应了一声，别上宝刀，背上弓箭，向田七妹笑了笑，就朝楼下走去。

田七妹说：“等一等。”覃秀站住脚，回头看时，见田七妹又变成了人。她向天哈了一口气，一个绣花口袋随即从天上飘落下来，不偏不歪地落在手里。她跑下楼折来一片芭蕉叶，将花糯饭捏成一团，放在叶子里包好，装进口袋，笑着递给他，说：“阿哥，爹妈有我照顾，你放心地走吧。记住，遇到困难你就打开花糯饭。”

覃秀挎上绣花袋，就朝老君山大步走了。老君山山腰有瀑布，瀑布下有一个深潭。覃秀望着老君山顶，心想能像这瀑布一样直直地登上老君山多好啊！他认为爬山就是第一件困难事了，于是从绣花口袋里掏出花糯饭。

花糯饭刚摊开，一条浑身长鳞的大龙，立即从深潭中腾空而起，落在他面前，问：“阿秀，我是龙王，找我有什么事？”

“我要上老君山采三七，送我到山顶去。”

“好。快骑上我吧！”

覃秀包好花糯饭，放进袋里，就跳到龙背。那大龙便跃进深潭，从山脚沿着瀑布向山顶飞腾。击起的水珠溅了几十丈远，哗哗落下，震得悬崖上挂着的树木、藤条东摇西摆。但一滴水珠也淋不着覃秀。到了瀑布尽头，龙说：“我不能离开水，就送到这里。你慢慢走吧！”

“好。”覃秀跳下龙背，龙转头钻进水帘，便下到深潭中。

覃秀朝上走去，走了一截，一块巨石挡住去路，正面爬不上去，左右两侧也行不通。覃秀想，这又是困难了。他又从绣花口袋里掏出花糯饭。

花糯饭刚摊开，一匹长着翅膀的马“咴咴”叫着，从天空降落在他面前，说：“阿秀，我是飞龙马，找我有什么事？”

“我要到老君山顶采三七，驮我到山顶去。”

“好，快骑上我。”

覃秀包好花糯饭，放进袋里，就骑到马背上。飞龙马便从崖脚向崖顶升腾。时而穿过雾，时而穿过云，风在他耳边呼呼响，云一朵又一朵地从他脚下飘过。不多一会，就到崖顶了。飞龙马说：“到山顶了，我回去啦！”

“好。”覃秀跳下飞龙马，它就扬蹄跃到空中，穿云破雾朝天上去了。

这时，太阳刚升到山腰。那山顶上到处长着小树。小树中间，有竹子，有藤条，有棘蓬。虽然已是盛夏了，还开着红的、黄的、白的各种各样的野花，还结着大的、小的、红的、黄的各种各样的果子。这些花、草、竹、藤、木都杂生在一起，给覃秀寻找三七增加了困难。

覃秀向四周看了几眼，太阳就快当顶了。心想，这太阳升得好快呀！得赶紧把三七找着，不然太阳落了坡，四面八方的野兽都聚拢来，那就糟了。他心里一急，把田七妹的嘱咐也忘了。

他在山顶上仔细地寻找三七。每一棵草，每一棵小树，每一根藤子，都看了，没有哪一样是三七。太阳当顶了。他加快了脚步，忽而东，忽而西，忽而南，忽而北，整个山顶都找遍了，可是连三七的影也没看见。

太阳偏坡了。四周已隐隐传来野兽由远而近的嚎叫声。他急得满头大汗，不管地上有没有竹签，前面有没有棘蓬，穿来插去地寻找着。衣裳，被刷烂了；裤子，被撕碎了；脚、手、脸，被划破了；血，星星点点地洒满了山顶。但三七仍然没有找到。

唉呀，太阳落山了。这时，野兽成群结队地向山顶围拢来，已经看得清清楚楚了。他赶忙摸箭袋，没摸着，却摸到了花糯饭。他心里一亮，立刻掏出饭打了开来。

刚一摊开，立刻飞出一对凤凰。凤凰向四周看了看，急速连叫了三声。立时，花、草、竹、藤、木，凡不是三七，都应声倒伏在地。接着，一棵三枝七叶、顶着一团圆盘形红籽的三七，从泥土中摇摇晃晃地冒了出来。

凤凰立即说："这就是三七，土中还有果实，快刨土！"

见到了三七，覃秀忘了累，忘了饿，忘了痛，忘了四面围上来的野兽，笑着跑到三七旁边，小心地刨起土来。

覃秀刨了一会，凤凰突然飞了起来，大声叫道："野猪！野猪！"

他抬起头，"呼"地冲上来一只八九尺长，六七尺高的野猪。他顺手扬起刀，一刀就把野猪砍翻在地。接着，又小心地刨起三七来。

才刨了几下，凤凰又突然飞起来，惊叫道："黑熊！黑熊！"

他抬起头，"呼"地冲上来三只一丈多长，七八尺高的黑熊。他"唰"地站了起来，双手握紧刀柄，一纵一跃，左砍右杀，把三只黑熊砍翻在地。接着，他又小心地刨起三七来。

刨了一会，已经见到三七果实了。他怕刀尖刺坏三七，就将刀放在一边，用手指刨起土来。眼看就要刨出土来了，凤凰又飞了起来，拼命大叫："老虎！老虎！"

他站了起来，还没来得及拿刀，七只老虎就冲了上来，将他团团围住。一只猛虎冲到他前面，他飞起一脚将它踢翻，就势一纵，跃出几丈远，取下背着的弓，搭上箭，鼓足劲，“嗖嗖”向老虎射去。七只老虎应声倒下。接着，他快步跑到三七旁又继续刨土。

刚要刨出三七果实，凤凰看了一下周围，成群的野兽都拥了过来，厉声叫道：

“快射箭，我来刨。”凤凰说完，就用脚刨起土来。

覃秀一手拿弓，一手拉弦，向四面八方拥上来的野兽射箭。他箭不虚发，一箭死一只，两箭死一双，射死的野兽躺了一大片。

这时，三七被凤凰刨出来了。一只衔着三七飞了，一只伏在地上，对覃秀说：“快，骑着我。”

覃秀刚骑上，凤凰就慢慢起飞，跟着衔三七那只回家了。在空中，他低头一看，整个山头挤满了野兽，对着他狂嚎着。他感到又累又困，就伏在凤凰背上睡着了。

覃秀醒来时已是六郎节的第二天早晨。他躺在床上，田七妹笑盈盈地站在他旁边。他问七妹：“凤凰呢？”

田七妹带笑回答说：“它们是天上的神物，把你驮回家后就上天了。”

“阿爹阿妈呢？”

“他俩喝了三七汤，病好了。在厨房里杀鸡宰鸭，准备给我俩办喜事呢！”

“你还变田鸡吗？”

“吃了三七，定了形体，不再变啦！”

当天，覃秀和田七妹就结了婚。一家四口，欢喜不尽。

一天，田七妹兜了三七红子，递一把锄头给覃秀，说：“阿哥，人间患病的人有很多，走，我俩将三七子种上，将来能收获更多的三七为人治病。”

覃秀高兴地说：“好！”

就这样，三七便在人间开花结果，一代一代传下来了。

过了几年，田七妹与覃秀突然不见了。据说，王母娘娘因一时之怒贬了七妹，后来念她勤劳、心好，连覃秀一起，召回天上去了。

此后，壮族人民为了纪念田七妹与覃秀，把三七叫作田七和覃秀呢。

注：① 六郎节：云南文山壮族传统节日。时间在每年阴历六月一日，要染七色糯米，杀牛宰马，典仪隆重。②晒台：壮家搭在楼前与楼相平的台子。③干巴：即肉干。

夜 明 珠

在一座深山里住着一户人家。这户人家只有两兄弟。父母去世后，哥哥带着五岁的弟弟，耕田种地，在门前的小河里捕鱼捞虾，生活很困苦。

日子真是难熬，哥哥总算把弟弟带到十七岁了。两个人做工，生活渐渐地宽裕起来。哥哥心想：弟弟长大了，我可以享些哥哥的福了。慢慢地苦工重活都叫弟弟去做。有时捕得鱼回，他只管拿到街上去卖，卖得钱便邀朋友上酒店，常常喝得大醉，天黑才回到家。弟弟只是烧水热饭服侍哥哥。

一天，哥哥出街卖鱼，深更半夜还不见回家。弟弟担心哥哥在外面出事，这天晚上他亮了一夜灯，通宵没合眼。第二天早上，哥哥踉踉跄跄走回家，额角挂着几处血迹。原来哥哥赌钱输了，灌了一斤黄酒，回家路上摔倒跌伤，弟弟痛心地说：“赌钱不好，耕种才是正业。”哥哥不但不听，却对弟弟破口大骂；“翅膀硬了，训起哥哥来了。”还打了弟弟一巴掌。

这天，哥哥不去做工，躺在床上。他眼望屋梁，想翻本却没有本钱，怎么办？这时屋外传来“牟牟”几声牛叫，他急忙翻身下床。“有了本了！”到圈里牵了那头黄牛就朝圩场奔去。

弟弟从地里回家，不见了黄牛，也不见了哥哥。他知道哥哥一定卖牛赌钱去了，长长地叹了一口气：“唉！”

三天后，哥哥高一脚，低一脚，没精打采地回来。不用问，又赌输了。弟弟心里一阵阵刺痛。

赌了几个月，老本输了个清光。哥哥只得跟弟弟到河边打鱼。兄弟俩在河边忙了半天，什么也没有打着。太阳将下山，弟弟还在抛网，忽然网住了一条鲤鱼。这鲤鱼足有五斤多重，睁圆双眼像求情似的。哥哥来了劲，把鲤鱼装进鱼篓。弟弟抢过来说："哥哥你看，这条鱼多漂亮，圆圆的眼珠，金闪闪的鱼鳞。"说着，把鱼放回河里。"你！……"哥哥边说边拿起捕鱼工具。可是鲤鱼一闪，游进深潭里去了。哥哥恶狠狠地骂道："蠢货！到嘴边的肉不吃，捧沙泥回去填肚子吧。"弟弟默不作声。兄弟俩赌着气回家。

晚上，弟弟怏怏不乐地睡了，半夜他大声讲梦话，把哥哥吵醒了。哥哥没好气地说："疯啦！三更半夜狂吼什么？"弟弟说："我睡梦中见河里跳出一条大鲤鱼。这鲤鱼眨眼间变成一个漂亮的姑娘。姑娘说要和我结成夫妻，约我到河边大石头上相会。"哥哥冷冷地说："发什么癫！像你这等呆相，什么美姑娘嫁你！"受了哥哥一顿骂，弟弟只好不作声，不一会，睡着了。

哥哥躺在床上翻来覆去睡不着。他想着弟弟所说的梦境，叹道："我年纪已经二十四岁了，也该成亲啦！那鲤鱼姑娘或许是真的吧？"想着想着，嘴角浮起一丝微笑，他翻身起床，悄悄溜出茅屋，洋洋得意地向河边走去。

河边静悄悄，月亮明晃晃。一个姑娘盘坐在一块大石头上，珠纱罗裳，像一朵盛开的莲花，飘散出一阵阵醉人的清香。姑娘听到脚步声，慢慢地转过头来亲热地说："夜间有劳哥哥了。"哥哥耳热心跳地说："不，不，哪块的话。"姑娘又道："有烦你去把你弟弟叫来这里一下。"哥哥一听，糟糕！赶忙狡辩地说："小姐梦中相约，我才来的。我…我并没有弟弟呀。"姑娘微微一笑，轻轻地摇着头。

弟弟睡熟在床上，梦中鲤鱼姑娘再一次把他唤醒，他点上灯，床上不见了哥哥。他赶忙穿衣着鞋奔出门外。跑到河边，望见月光下坐着两个人。他走近一看，正是哥哥和一位姑娘。弟弟站住脚。姑娘说："我等你多时了"弟弟说："我是找我哥哥来的，哥哥在这里就得了。"说着打量了姑娘一眼，奇怪！这姑娘和梦中见到的鲤鱼变的姑娘一模一样，弟弟感到心在怦怦直跳。这时，姑娘也深情地盯着弟弟："请坐，请听我讲。我本是南海龙王的小女儿。我有个哥哥，时常侵入江河作恶，使河两岸的百姓遭受水灾。我劝哥哥，哥哥不听。我请求父亲管一管哥哥，父亲反说我女儿家多管闲事。我气得逃出龙宫，沿着珠江来到这里。昨天，我因贪看两岸风光，不料被一张渔网罩住了。幸得你们相救，要不，我已成为人家盘里的菜了。我愿意伴你们白头到老，可是一张鞍难配双匹马，我该嫁给谁呢？这样吧，我有个要求，谁能办得到我就嫁给谁。我原本生活在水里，现在要到陆上生活，我的眼睛就看不见东西。龙宫里有颗夜明珠藏在金库里，取得它让我收在身上，我就可以看见东西了。但是我无法去取，只得有劳你们去取了。”姑娘说着，从发髻上取下两支银簪，递给兄弟俩。“你们各拿一支到海边，用它一指，大海就会开出一条路让你们下去。”兄弟俩接过银簪，姑娘回到河水里去了。哥哥回家把缸里所有的米装进口袋，天刚蒙蒙亮，骑着一匹老马上路了。弟弟背上一个水葫芦、一个竹饭筒，穿上竹壳草鞋，也上路了。

老马走得不快，可是哥哥想娶龙王女儿心急，不断地加鞭，终于比弟弟抢先赶到南海边。

南海波涛滚滚，无边无际。只见许多人纷纷地往西跑。哥哥问一位白胡子的老人说：“人们为什么要往西跑呢？”老人告诉他，龙太子兴风作浪，两岸农田被淹，房屋被水冲倒。大家往西逃命，你还到海边做什么？”哥哥说：“我要入海，去龙宫取夜明珠。”老人说：“能下，帮我们拿个金龙瓢上来。只有取得龙王的金龙瓢才能把洪水舀干，救得众人。”哥哥说：“好吧！”他把老马交给老人，取出银簪往大海一指，果然开出一条大道，大波大浪被隔在大道两边翻腾，却冲不进大道里来。他放心地沿大道走去，不一会到海底。他进了龙宫，找到金库。金库门口有一对虾兵扛着长枪守卫着。他吓了一跳，但仔细一看，虾兵已经睡着了，就轻轻摸进房里，房里黑麻麻的，他东摸西摸，摸到一只箱子，打开箱子，满满一箱子珍珠闪闪发光，他心中大喜，这一定是夜明珠了，慌忙选了两颗最亮的，悄悄出了仓房，平安回到了岸上。

老人见哥哥上来了，急切地问："得金龙瓤了吗？哥哥扯个由头说："我找遍了，没见金龙瓤。"从老人手中接过缰绳上马跑了，哥哥回到半路，遇到弟弟。他拦住弟弟说："老二，不要去了。夜明珠在我手上了。回去帮我接你的嫂嫂过门吧！"弟弟没有作声，一拐一瘸走了。他爬过一座座山，渡过一条条河，到达南海边。只见大海一大排海浪接着一大排海浪，震得耳朵都要聋，不断往珠江涌来，便问一位白须老人说："这地方为什么发这么大的水呢？"白须老人说："是龙太子捣鬼。"他又问："有什么办法治洪水吗？"白须老人说："有是有。我年老了，办不到啊！"弟弟说："我能帮忙吗？"白须老人说："下海取得龙王的金龙瓤，就能制服洪水。"弟弟说："这好办，我马上下海去拿。"他取出银簪往大海一指，大海开出一条大道，他顺着大道下到龙宫。好不容易才找到金库，他趁虾兵不注意潜进金库里。他拿了金龙瓤，继续寻找夜明珠，不小心发出了响声，引来了虾兵。弟弟飞快跑出金库，一群虾兵扛枪拿刀紧追，弟弟奔出龙宫，回到岸上，把金龙瓤交给白须老人。老人高兴地拍着弟弟的肩膀说："真感谢你的大恩大德。"弟弟和老人一起用金龙瓤舀水。金龙瓤第一次舀水，波浪平息；金龙瓤第二次舀水，洪水慢慢朝海里退去；第三瓠舀去，地上的海水消失了。

海水退下海了，一头海豹搁浅在沙滩上。它是龙太子的化身，它是洪水的祸根。金龙瓠舀干了海水，龙太子没法逞威了，众人围拢来抓它，最后被擒住了。白须老人把海豹的心挖出，大家分着吃，有人发现海豹的心里有一颗黑黝黝的东西。白须老人就把那颗黑东西送给弟弟。受水害的百姓得救了，弟弟感到很高兴。

再说哥哥得了夜明珠回到家里，日盼夜盼姑娘出现，哪知人影都不见。

弟弟也回家了，哥哥问他："你取到夜明珠了吗？"弟弟叹了一口气，取出石子说："得了这一颗。"哥哥见了那颗黑不溜

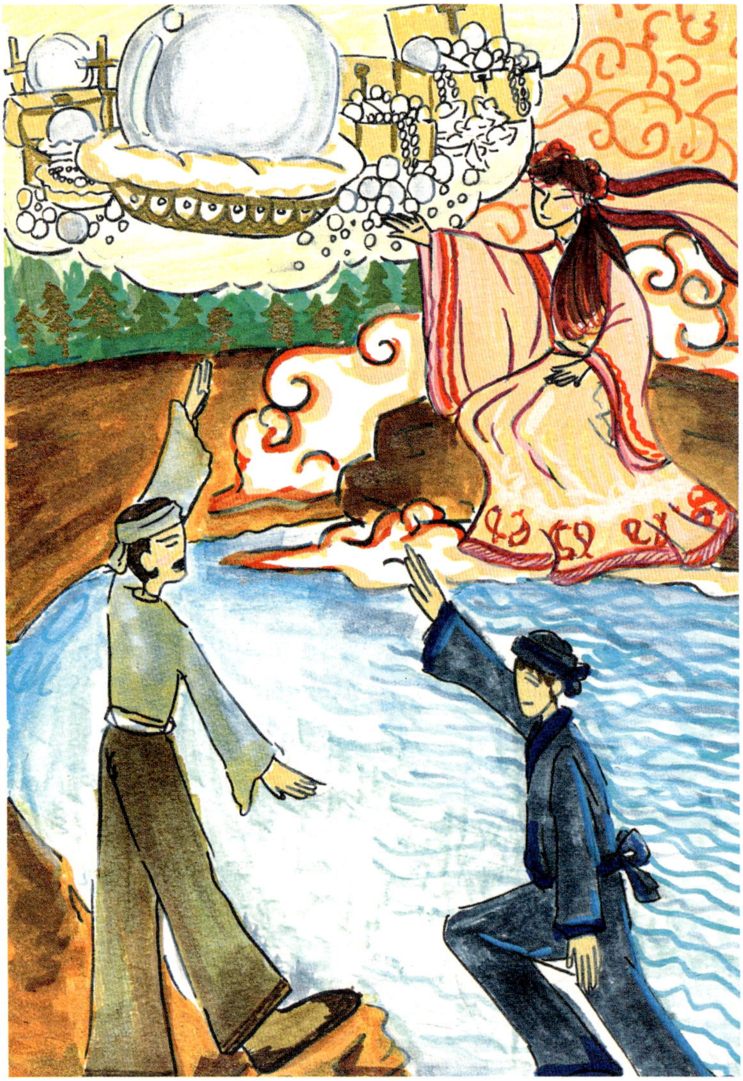

秋的石子，讥笑地说："这夜明珠发黑光呢！"

弟弟回来的第二天晚上，鲤鱼姑娘出现在河边的大石头上。姑娘对兄弟俩说："明天晚上请父老乡亲一起来吧，看谁得到夜明珠，我就嫁给谁。"

那天晚上，父老乡亲都来到兄弟俩的茅屋里，屋里黑麻麻的，伸手不见五指，对脸不见眉眼。哥哥拿出一个小包包。他外三层、里三层解开绸布。打开最后一层后，现出两颗珍珠，晶莹发亮，闪闪发光。哥哥得意地说："这就是夜明珠！龙王的公主该成为我家的嫂嫂。"可是，只见珍珠发亮，黑压压的人群里找不到鲤鱼姑娘。

弟弟从口袋里拿出小黑布包。揭开黑布，顿时萤光四射，整座茅屋亮如白昼。这时，众乡亲看到，一位非常漂亮的姑娘从人群里走向弟弟，高兴地握着弟弟的手说："你取得的是真正的夜明珠。从今天起，我就成为你们家的弟媳了。"父老乡亲们纷纷向他俩祝福。在一片祝福声中，哥哥最后也走上前去祝福了。众意难违啊！还有，他毕竟是弟弟的哥哥啊！

珍珠
Caw（舌）

【别名】合浦珍珠、濂珠、蚌珠、真朱、真珠、珠子。

【来源】为珍珠贝科动物马氏珍珠贝 Pteria martensii（Dunker）受刺激形成的珍珠。

【生长环境】多生活在低潮线以下 5 ～ 10 米的海底，也有人工养殖。广西沿海各地均有出产，以合浦产量最高，我国浙江、广东、台湾等省沿海也有出产。

【功效主治】

中医：定惊安神、明目消翳、解毒生肌。主治目生云翳、惊悸失眠、惊风癫痫、疮疡不敛等。

壮医：通调龙路火路、清热毒、明目、养神。主治年闹诺（失眠）、嗒叮（目赤肿痛）、狠风（惊风）、发北谋（癫痫）、呗叮（疔疮）、呗农（疮疡）等。

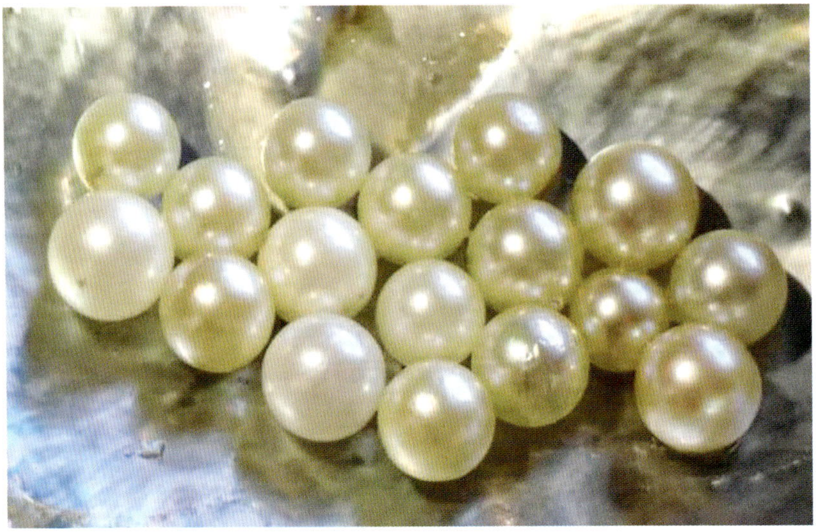